HABLANDO CON EL PSIQUIATRA

INSOMNIO

Edición y corrección: Randy Saborit Mora
Diseño interior y maquetación: Danayris Caballero García
Diseño de cubierta: Otane González Martínez

La Fe Medical Clinic servicios médicos y publicación de libros educativos y de autoayuda en temas de salud mental y medicina general, con un enfoque humano y accesible. Para más información sobre cómo obtener ejemplares o acceder a otros recursos sobre salud emocional o servicios médicos, visite nuestras páginas web:
La Fe Medical Clinic
3030 East 4th Street
Los Ángeles, CA 90063
www.lafeclinic.com
www.telegalenos.com
www.miamigodoctor.com

El libro *Hablando con el psiquiatra: Insomnio* forma parte de la colección *Telegalenos a gabacha quitá*, la cual ha sido diseñada para brindar comprensión, apoyo y orientación en temas de salud mental. En un lenguaje sencillo y cálido, el Dr. Alexis Gómez González acompaña al lector a través de los desafíos emocionales más comunes de nuestra época. Con la claridad, empatía y experiencia clínica que se muestra en esta colección, el autor busca empoderar al lector a dar pasos hacia su bienestar.

Hablando con el psiquiatra: Insomnio
Escrito por el Dr. Alexis Gómez González

ISBN: 978-1-968561-06-2

HABLANDO CON EL PSIQUIATRA

INSOMNIO

ALEXIS GÓMEZ GONZÁLEZ

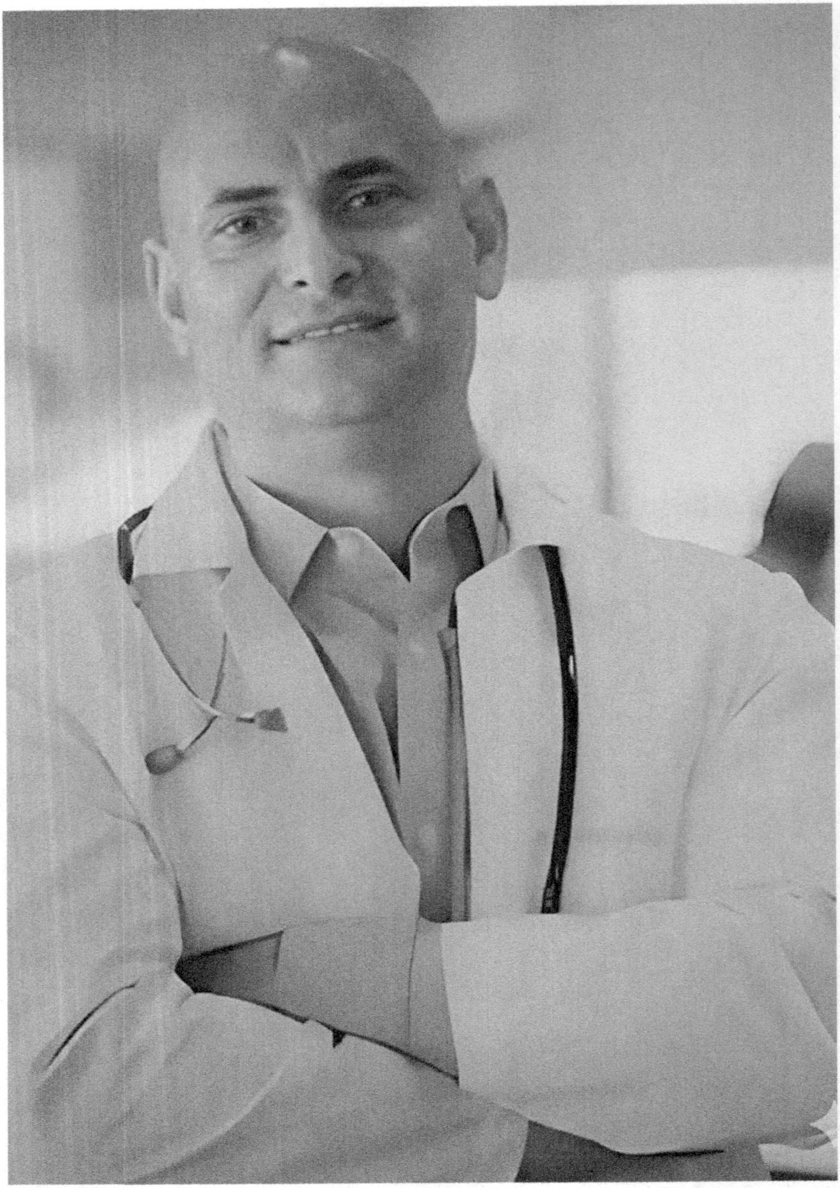

Presentación del autor

Mi nombre es Alexis Gómez González. Soy un médico graduado de la Escuela de Ciencias Médicas de La Habana (Cuba) y de la Universidad de Long Beach, California (en Estados Unidos) con especialidad y maestría en medicina familiar y psiquiatría. Durante mis más de 26 años de experiencia he trabajado en áreas de la medicina familiar y la psiquiatría en comunidades de Cuba, México y Estados Unidos.

He dedicado mi carrera a la atención integral de los trastornos mentales, con especial énfasis en ansiedad, depresión, insomnio, adicciones y trastornos del neurodesarrollo. Formado en medicina y psiquiatría, he combinado el conocimiento clínico con la pasión por la docencia y la divulgación accesible. He creado materiales gráficos innovadores, he ayudado a pacientes, familias y profesionales de la salud a comprender de manera clara y empática la complejidad de la mente humana. Además, he trabajado en la creación de un enfoque que integra la ciencia, la compasión y el lenguaje visual como herramientas terapéuticas y educativas.

Actualmente dirijo una clínica en Los Ángeles y otra en la Ciudad de México, enfocadas en el tratamiento humanista y efectivo de problemas psiquiátricos, especialmente en poblaciones vulnerables. También he participado en proyectos de formación médica, creación de libros ilustrados y atención comunitaria.

Agradecimientos

Este libro no habría sido posible sin el apoyo y la contribución de muchas personas. Agradecemos profundamente a los profesionales de la salud mental, investigadores y expertos que han compartido sus conocimientos y experiencias para enriquecer el contenido de este texto.

Un agradecimiento especial a los pacientes y sus familiares, quienes han permitido que sus historias sean parte de este trabajo, lo que ha posibilitado brindar una perspectiva invaluable sobre la experiencia del insomnio.

A nuestro editor y colaboradores, cuyo esfuerzo y dedicación han hecho posible la publicación de este libro. Su apoyo ha sido fundamental en cada etapa del proceso.

Finalmente, agradecemos a todos los lectores que buscan comprender y superar el insomnio. Su compromiso con el aprendizaje y el crecimiento es inspirador y esencial para avanzar en la gestión de la salud mental.

Índice

PARTE VI. Tratamientos médicos y no médicos del sueño

Introducción

Este libro nace de la necesidad de traducir el lenguaje médico especializado sobre el insomnio a un formato accesible y comprensible para todos los lectores, sin sacrificar el rigor científico. A través de recursos literarios como metáforas, analogías y ejemplos cotidianos, el autor deja a un lado la gabacha blanca y le habla directamente al lector, con claridad y empatía, sobre una de las condiciones más frecuentes y menos comprendidas del mundo moderno.

El objetivo principal de esta obra es brindar información clara, empática y práctica para que pacientes, familiares y profesionales comprendan mejor qué es el insomnio, cuáles son sus causas, cómo afecta la salud integral y qué opciones existen para tratarlo eficazmente, porque dormir no es un lujo, sino una necesidad fisiológica esencial para la salud mental, emocional y física.

En muchas ocasiones, las personas con insomnio crónico sienten que sus problemas de sueño no son tomados en serio. Este libro pretende cambiar esa percepción, validando la experiencia del paciente y ofreciendo herramientas científicas y humanas para su comprensión y tratamiento.

Propósito del libro

Este texto constituye una invitación a hablar de este tema sin tecnicismos, desde la experiencia real de quienes lo padecen y desde la visión clínica de quien lo trata. Esta obra tiene un propósito educativo. No intenta diagnosticar ni sustituir la atención profesional. Si tú o alguien cercano a ti necesitan asistencia inmediata, acude a tu proveedor de salud o servicio de emergencia más cercano.

Este libro tiene como objetivos educar, apoyar y empoderar a quienes padecen insomnio, ofreciéndoles conocimientos claros, estrategias prácticas y recursos útiles para mejorar la calidad del sueño y, con ello, la calidad de vida. El contenido se ha organizado en torno a los siguientes temas:

1. **Educación y comprensión del insomnio**
   - Definición de insomnio: qué es, tipos (de conciliación, de mantenimiento, terminal) y criterios diagnósticos.
   - Causas comunes: fisiológicas, psicológicas, ambientales, farmacológicas y conductuales.
   - Relación entre el sueño y la salud: impacto del insomnio en el sistema inmunológico, el estado de ánimo y el rendimiento cognitivo.
2. **Diagnóstico y evaluación del insomnio**
   - Entrevista clínica, diarios de sueño, polisomnografía y escalas de evaluación.
   - Diferenciación con otros trastornos del sueño como apnea, narcolepsia o movimientos periódicos de las piernas.
3. **Tratamientos disponibles y estrategias terapéuticas**
   - Medicamentos hipnóticos: indicaciones, riesgos, alternativas.
   - Terapias conductuales: terapia cognitivo-conductual para el insomnio (TCC-I), higiene del sueño, control de estímulos, restricción del sueño.
   - Opciones naturales y complementarias: melatonina, fitoterapia, relajación guiada, medición del ritmo circadiano.
4. **Consejos prácticos y estilo de vida saludable**
   - Rutinas nocturnas saludables.

- Importancia de la exposición a la luz solar y del ejercicio regular.
- Manejo del estrés y la ansiedad asociados al insomnio.

5. **Apoyo emocional y motivación para la mejora del sueño**
   - Validación de la experiencia del insomne.
   - Relatos reales de superación y estrategias eficaces.
6. **Recursos adicionales y guías de apoyo**
   - Dónde buscar ayuda profesional.
   - Aplicaciones, libros y herramientas tecnológicas que pueden colaborar en la mejora del sueño.
7. **Accesibilidad del contenido y empoderamiento del lector**
   - Lenguaje claro y cercano.
   - Ejemplos cotidianos y prácticos.

La importancia de comprender el insomnio

Muchas personas que sufren insomnio se sienten incomprendidas, minimizadas o culpables por su condición. Algunas lo ven como un problema menor, otras lo consideran una consecuencia inevitable del estrés moderno. Sin embargo, el insomnio crónico es un trastorno que requiere atención médica, psicológica y conductual.

Comprender el insomnio permite reconocer que no es una falta de voluntad ni una exageración, sino una alteración real de los mecanismos neurobiológicos del sueño. Entender qué lo desencadena, qué lo perpetúa y qué lo puede aliviar abre un camino de conciencia, acción y sanación.

Este libro está pensado como una guía para romper mitos, brindar estrategias y motivar a quienes buscan dormir mejor sin depender exclusivamente de fármacos. Porque descansar bien no debe ser un privilegio, sino un derecho. Y porque dormir mejor es vivir mejor. Te invito a recorrer estas páginas con mente abierta y esperanza renovada. Que este sea tu primer paso hacia un sueño reparador y una vida más plena.

PARTE I.

FUNDAMENTOS DEL SUEÑO Y EL INSOMNIO

Dormir no es un lujo ni una pausa: es el arte silencioso en el que cuerpo, mente y alma se restauran.

CAPÍTULO 1
Naturaleza y definición del sueño

1.1 Concepto del sueño en la biología y la neurociencia

El sueño es un estado fisiológico activo y cíclico, fundamental para la supervivencia de los seres humanos y animales. Desde la perspectiva biológica, se trata de una función homeostática esencial que permite al organismo recuperar energía, reparar tejidos, consolidar la memoria y regular funciones metabólicas y emocionales (figura 1).

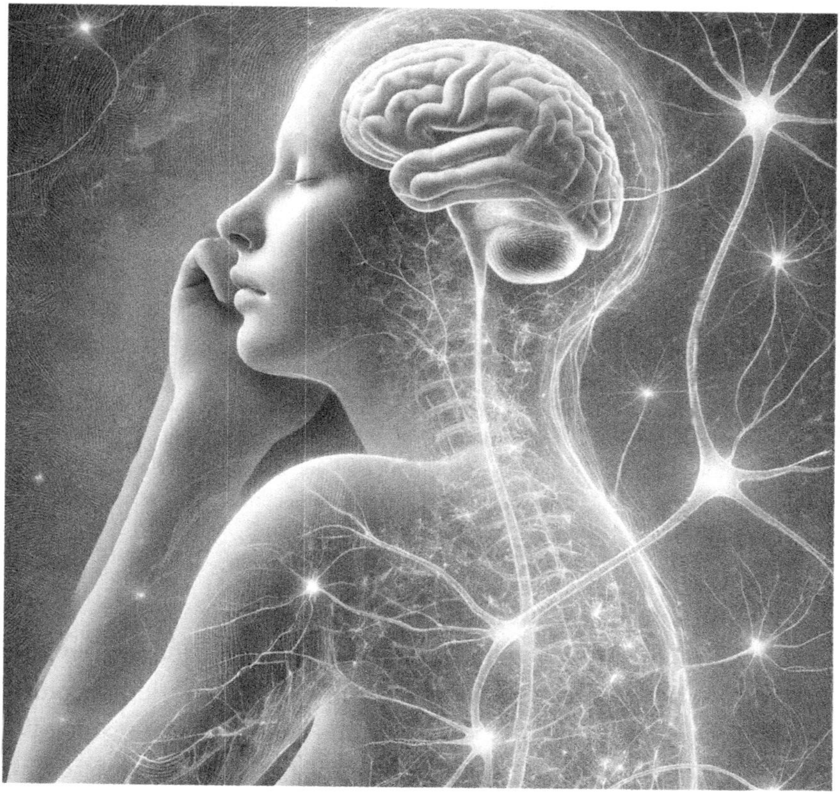

Figura 1. Ilustración conceptual del sistema nervioso humano durante el sueño. La imagen representa la intensa actividad cerebral y neuronal que ocurre mientras dormimos, lo que subraya la naturaleza activa del sueño y su papel crucial en la consolidación de la memoria, la regulación emocional y el restablecimiento fisiológico.

A nivel neurocientífico, el sueño se caracteriza por patrones cerebrales distintivos medidos a través del electroencefalograma (EEG), y se organiza en fases con funciones específicas. Participan neurotransmisores como la serotonina, GABA, noradrenalina, acetilcolina y hormonas como la melatonina. La actividad eléctrica del cerebro durante el sueño no es pasiva: muchas regiones se activan intensamente, particularmente durante el sueño REM (figura 2).

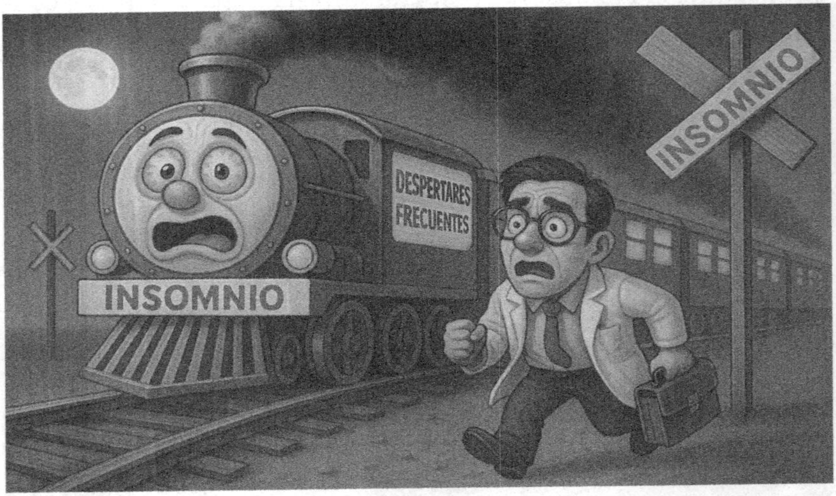

Figura 2. El insomnio, un tren que no se detiene. Esta imagen simboliza cómo los despertares frecuentes y la falta de descanso pueden arrollar la calidad de vida, afectando tanto la mente como el cuerpo. El insomnio, como un tren que genera despertares frecuentes, simboliza la disrupción del ciclo sueño-vigilia y sus consecuencias clínicas sobre la salud física y mental.

1.2 Diferencias entre sueño y estado de vigilia

El estado de vigilia implica un alto nivel de conciencia, percepción activa del entorno, toma de decisiones y movimiento voluntario. En contraste, el sueño implica una disminución progresiva de la conciencia, reducción del tono muscular y una desconexión parcial del entorno.

Característica	Estado de vigilia	Sueño NREM	Sueño REM
Conciencia	Alta	Baja	Variable
Actividad cerebral	Ondas beta/alfa	Ondas theta/ delta	Ondas beta/ theta
Movimiento muscular	Presente	Disminuido	Inhibido (atonía)
Sueños vívidos	Raros	Ocasionales	Frecuentes y complejos

1.3 La importancia del sueño en la homeostasis del organismo

El sueño regula funciones vitales como la reparación celular, el equilibrio inmunológico, el metabolismo, la consolidación de la memoria y la estabilidad emocional. Durante el sueño profundo se liberan hormonas como la hormona del crecimiento (GH), se activa el sistema glinfático (que elimina toxinas cerebrales) y se estabilizan los niveles de glucosa y cortisol.

CAPÍTULO 2
Ciclo del sueño y su regulación

2.1 Fases del sueño: NREM y REM

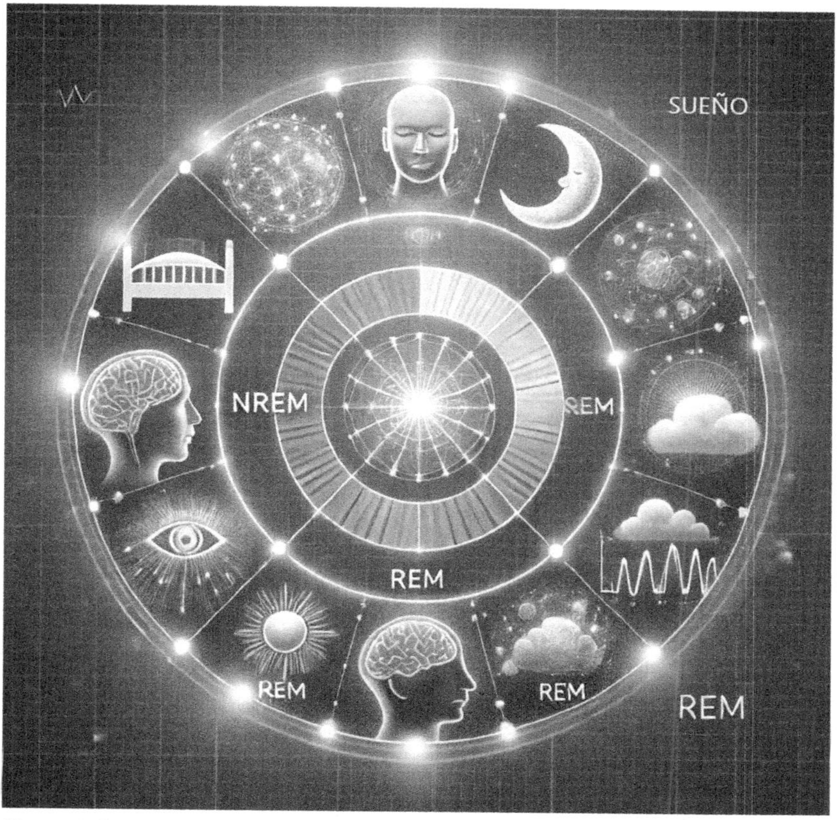

Figura 3. Representación esquemática del ciclo del sueño humano. La imagen ilustra las fases NREM y REM que componen un ciclo de sueño completo. Se destacan los cambios en la actividad cerebral, los patrones de ondas y los procesos asociados como el sueño profundo y la consolidación de la memoria.

El sueño se divide en dos grandes fases (figura 3):

- Sueño NREM (*No Rapid Eye Movement*): Incluye tres subfases (N1, N2 y N3). La fase N3 o sueño profundo es la más restauradora.

- Sueño REM (*Rapid Eye Movement*): Se caracteriza por movimientos oculares rápidos, activación cortical intensa, sueños vívidos y atonía muscular.

Cada ciclo de sueño dura entre 90 y 110 minutos y se repite entre 4 a 6 veces por noche en adultos.

2.2 Arquitectura del sueño: ciclos y duración

La noche se estructura en ciclos que alternan NREM y REM. La proporción de REM aumenta en la segunda mitad de la noche. La arquitectura del sueño varía según la edad: los niños presentan mayor cantidad de REM; en adultos mayores predomina el sueño ligero.

Etapa	Duración aproximada	Funciones clave
N1	5-10 %	Transición entre vigilia y sueño
N2	40-50 %	Sueño ligero, consolidación de memoria
N3	15-25 %	Reparación física, regeneración celular
REM	20-25 %	Sueños vívidos, consolidación emocional y creativa

2.3 Ritmo circadiano y núcleo supraquiasmático

El ciclo sueño-vigilia está regulado por el ritmo circadiano, un reloj biológico de aproximadamente 24 horas sincronizado principalmente por la luz solar. El núcleo supraquiasmático (NSQ), ubicado en el hipotálamo, regula la liberación de melatonina desde la glándula pineal. La exposición a luz azul artificial por la noche retrasa este reloj, dificultando el inicio del sueño.

CAPÍTULO 3
Importancia del sueño en la salud

3.1 Beneficios fisiológicos y cognitivos

El sueño desempeña funciones vitales: favorece la regeneración tisular, potencia el aprendizaje y la creatividad. Además, mejora la regulación emocional, aumenta la resistencia al estrés, reduce el riesgo de enfermedades neurodegenerativas (figura 4).

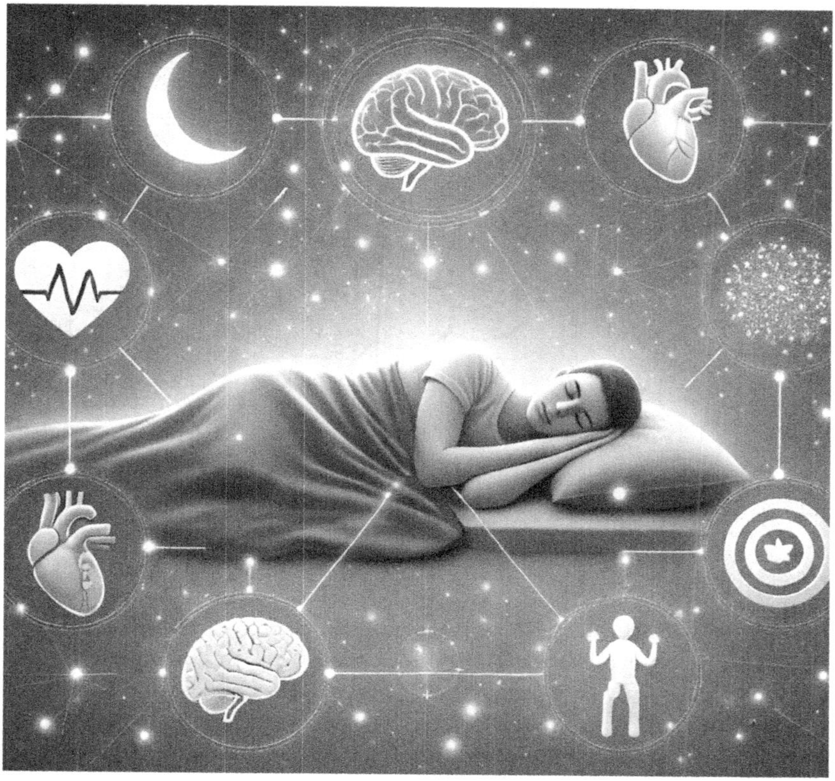

Figura 4. Relación integral entre el sueño y las funciones fisiológicas. Esta imagen destaca cómo el sueño influye en procesos clave como la actividad cerebral, la salud cardiovascular, la regulación hormonal, la reparación celular y el equilibrio emocional, lo que refleja su rol esencial en el mantenimiento de la homeostasis. Dormir bien, vivir mejor.

La imagen muestra cómo el sueño impacta directamente en la salud del cerebro, el corazón, el sistema inmune y el bienestar general, y subraya su papel en la recuperación y el equilibrio del organismo (figura 5).

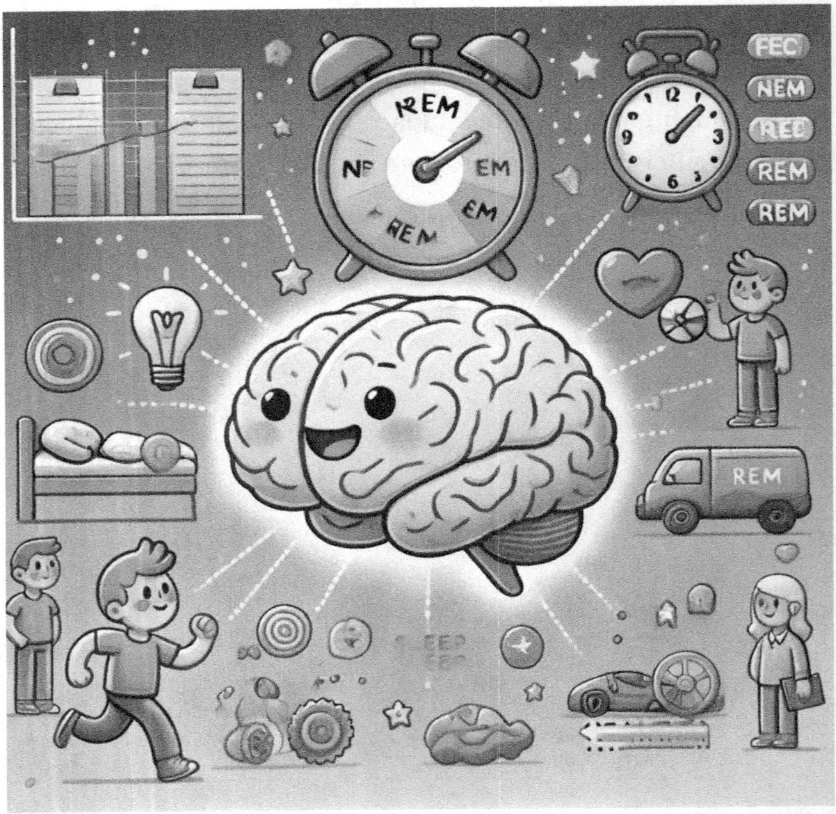

Figura 5. Ilustración lúdica del impacto positivo del sueño en el cerebro y el bienestar general. La imagen representa cómo el descanso adecuado —especialmente las fases REM y NREM— favorece la memoria, el aprendizaje, el estado de ánimo y el rendimiento físico y emocional. Dormir bien mejora todo. Esta imagen muestra de manera divertida cómo el sueño nutre al cerebro, mejora el aprendizaje, fortalece la salud y nos ayuda a rendir mejor en nuestras actividades diarias.

3.2 Memoria, aprendizaje y sistema inmunológico

Durante el sueño REM y N2 se consolida la memoria declarativa y procedimental. Diversas investigaciones con estudiantes han demostrado que dormir, tras horas de estudio, mejora el rendimiento cognitivo.

Asimismo, el sueño profundo promueve la producción de linfocitos T y citocinas antiinflamatorias. Personas con privación de sueño presentan mayor susceptibilidad a infecciones.

3.3 Relación con el metabolismo y la salud emocional

La falta de sueño altera el balance hormonal: disminuye la leptina (saciedad) y aumenta la grelina (hambre), favoreciendo el sobrepeso. También incrementa los niveles de cortisol, afectando el estado de ánimo.

Ejemplo: Un adulto que duerme 5 horas diarias tiene mayor riesgo de desarrollar ansiedad, depresión, diabetes tipo 2 e hipertensión.

En conclusión, el sueño no es una pausa pasiva, sino un proceso dinámico que regula aspectos clave del cuerpo y la mente. Comprender sus fundamentos permite valorar su impacto profundo en la salud integral.

PARTE II.

Teorías del sueño a lo largo de la historia

El sueño ha sido interpretado como mensaje divino, como viaje del alma y como función cerebral.

CAPÍTULO 4
Teorías antiguas sobre el sueño

4.1 Conexión con lo espiritual y el alma

En la cosmovisión antigua, el sueño no era una anomalía del cerebro, sino una puerta ritual, una liturgia nocturna en la que el alma se desvestía de su identidad física para regresar a su esencia divina.

- En los ritos órficos, el alma era vista como prisionera de la materia, y cada sueño representaba un retorno al mundo de los muertos, o una visita al "más allá". El alma era un viajero interdimensional, y el sueño su nave.
- En la cábala judía, el alma humana tiene cinco niveles (*nefesh*, *ruaj*, *neshamá*, *jayá*, *yejidá*). Durante el sueño, las partes superiores del alma ascienden y pueden recibir mensajes del plano espiritual, o ser guiadas por seres angélicos o luminosos (*malajim*).
- El islam místico (sufismo) contempla los sueños como parte del mundo imaginario (*'alam al-mithal*), un plano intermedio entre lo material y lo divino. Ibn Arabi hablaba de los sueños como el espejo del alma en contacto con lo real.

Estas culturas sabían que lo que ocurre en sueños tiene repercusiones ontológicas, no solo psicológicas. Dormir era morir brevemente, recordar la eternidad y traer a la vigilia fragmentos de lo absoluto.

4.2 Sueño y mitología: oráculos, visiones, revelaciones

Los sueños eran considerados el lenguaje secreto de lo divino, codificado en símbolos. Las figuras arquetípicas (el anciano, el fuego, la serpiente, la caída, el vuelo) no eran solo imágenes: eran presencias que comunicaban.

- En Grecia los sueños eran categorizados por Artemidoro de Daldis en dos grandes tipos: los *oneiros* (sueños verdaderos, con mensaje divino o revelación) y los *enypnion* (sueños comunes, sin valor profético). Esta distinción muestra que no todos los sueños eran iguales y, para su interpretación, requerían un lector iniciado (figura 6).

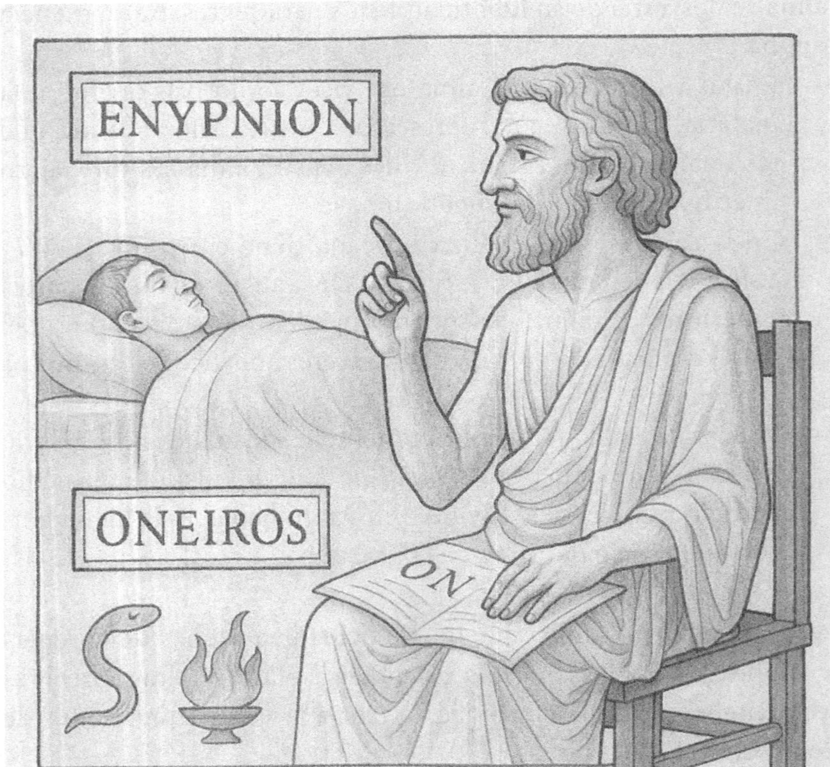

Figura 6. Visión del sueño en la antigua Grecia. La imagen ilustra la distinción griega entre *enypnion* (sueño cotidiano) y oneiros (sueño profético o simbólico), conceptos estudiados por filósofos y médicos como Hipócrates y Galeno dentro de la medicina antigua. Así entendían los griegos el sueño. *Enypnion* y *oneiros* eran dos tipos de sueños según los antiguos griegos: unos reflejaban la vida diaria, y otros eran mensajes simbólicos o divinos.

- En los misterios eleusinos, los iniciados experimentaban visiones y sueños inducidos con hierbas sagradas (posiblemente ergot, un precursor del LSD), que les revelaban el secreto de la inmortalidad del alma.
- La interpretación egipcia de los sueños incluía manuales con símbolos y significados preestablecidos (por ejemplo: "soñar con un cocodrilo implicaba peligro inminente"). Pero también se reconocía que ciertos sueños venían directamente de los dioses.
- En las culturas mesoamericanas los sueños eran campos de batalla entre energías opuestas. Los nahuales, en el mundo onírico, luchaban o curaban, mientras los sueños se anotaban en códices como mapas de lo invisible.

En todas estas mitologías, el sueño era un acto participativo en el tejido del destino: al soñarlo, el alma tejía, recordaba y descendía hacia lo oculto.

CAPÍTULO 5
Teorías cuánticas y metafísicas

5.1 Desdoblamiento del tiempo y doble cuántico

Jean-Pierre Garnier Malet no fue el único en concebir la no linealidad del tiempo. Las enseñanzas herméticas, el gnosticismo, el budismo mahayana y los modelos cosmológicos modernos coinciden en que el tiempo es una ilusión perceptual: un campo fluido de posibilidades simultáneas.

- El doble cuántico, en su formulación, es un "yo superior" o "versión vibracional" que vive fuera del tiempo y que puede previsualizar el futuro a través del sueño. Si el soñador aprende a comunicarse con este doble, puede modificar su trayectoria existencial.
- En este modelo cada sueño es una actualización cuántica de nuestro sistema de realidad, una reescritura de nuestras probabilidades.
- Esta teoría conecta con la noción hermética del "daimon" o genio personal, que guía nuestra vida desde una dimensión superior. El sueño es la ocasión en la que el yo inferior escucha al yo trascendente.

Desde esta perspectiva, el sueño no solo es una reparación del pasado, sino un diseño del futuro.

5.2 Realidades paralelas y proyección astral

¿Y si cada vez que dormimos despertamos en otra versión de nosotros mismos? Esa es la intuición detrás de muchas filosofías esotéricas y teorías modernas:

- En la física cuántica, la superposición de estados permite que múltiples realidades coexistan. Al soñar, podríamos estar "afinando la frecuencia" hacia otra versión de nuestra identidad.

- En la proyección astral, el cuerpo sutil sale del cuerpo físico, vinculado por el "cordón de plata". En muchos reportes, los soñadores flotan, atraviesan paredes, visitan otros países, se encuentran con seres desencarnados.
- Algunas culturas distinguen múltiples cuerpos: el cuerpo físico, el cuerpo de energía, el cuerpo onírico y el cuerpo causal. Cada uno de ellos se activa en distintos niveles de sueño o meditación.

La idea clave es que soñar no es imaginar, sino vivir otras realidades, con reglas distintas. Cuando soñamos con lógica fragmentada o temporalidades fluidas, ya no estamos en el mismo marco espacio-temporal.

5.3 Sueño como simulación (profundización)

¿Y si los sueños fueran pruebas de simulaciones, escenarios generados para entrenar nuestras decisiones éticas, emocionales y creativas?

- El cerebro onírico activa áreas similares a las del estado de vigilia. Las emociones experimentadas son reales, aunque el entorno sea "falso". Esto sugiere que los sueños funcionan como entornos de aprendizaje emocional.
- En esta visión, los sueños serían realidades virtuales de procesamiento. No serían elementos ilusorios sino hipersimbólicos.
- Desde el punto de vista de la conciencia, podría pensarse que tanto el sueño como la vigilia forman parte de una realidad generada por la mente, y que solo el acto de atención profunda puede discernir la verdad.

¿Y si el despertar final no fuera salir del sueño nocturno, sino salir del sueño de la realidad?

CAPÍTULO 6
Teorías neurocientíficas y modernas

6.1 Restauración celular y lavado cerebral

Durante el sueño, el cerebro reduce su consumo energético en ciertas zonas y redistribuye recursos hacia tareas invisibles pero vitales.

- Se activan genes relacionados con la plasticidad neuronal, el crecimiento de sinapsis y la regeneración de dendritas.
- El sistema glinfático, regulado por la glía, se activa intensamente durante el sueño profundo, eliminando neurotoxinas. Esta es una forma de higiene cerebral, crítica para la longevidad cognitiva.
- También se han observado variaciones en la microbiota intestinal durante el sueño, lo cual sugiere que el descanso nocturno tiene efectos integrados sobre cuerpo y mente como un único sistema vivo.

Desde esta visión, el sueño es el gran alquimista nocturno, que purifica, reconstruye y armoniza nuestros sistemas internos.

6.2 Consolidación de la memoria

Cada noche, el cerebro vuelve sobre lo vivido y decide qué conservar, qué borrar y qué resignificar.

- El hipocampo y el córtex prefrontal intercambian información, generando nuevas rutas sinápticas. Las memorias emocionales se procesan, lo que permite desintensificar traumas y reformular recuerdos.
- Sueños recurrentes, pesadillas, o sueños cargados emocionalmente pueden ser intentos del cerebro de reintegrar eventos no digeridos, experiencias que necesitan metabolización simbólica.

- El sueño también permite fusionar conocimientos aparentemente desconectados, favoreciendo los saltos creativos y la intuición.

En cierto modo, el sueño es el editor de nuestra narrativa interior: decide qué historia somos.

6.3 Sueño y conciencia

Aquí llegamos a uno de los grandes abismos del pensamiento humano: ¿Qué es la conciencia? ¿Dónde habita cuando dormimos? Durante el sueño REM, la corteza prefrontal se desactiva parcialmente, mientras que el sistema límbico (emoción, memoria, impulso) se hiperactiva. Esto explica la lógica simbólica, emocional e irracional de los sueños.

La aparición de sueños lúcidos indica que la conciencia puede extenderse dentro del sueño, desafiar sus límites y ejercer voluntad. Algunos investigadores (como Tononi con la Teoría de la Información Integrada) proponen que la conciencia no se pierde durante el sueño, sino que se modifica su forma: se convierte en una conciencia difusa, simbólica, sin ego.

En este sentido, el sueño no es una pérdida de conciencia, sino una mutación de la conciencia hacia otras formas de ser.

A lo largo de la historia, el sueño ha sido interpretado como: un mensaje del alma, un canal de los dioses, un laboratorio cuántico, un espacio de reparación orgánica, una fábrica de símbolos, una interfaz entre mundos.

Cada teoría revela una faceta del misterio, pero ninguna lo agota, porque el sueño no puede ser contenido en una sola explicación. Es a la vez biología y mística, electricidad y poesía, sistema y alma.

Soñar es morir y renacer cada noche. Es disolver la frontera entre lo real y lo imaginado, entre lo vivido y lo intuido. En el sueño, nos convertimos en lo que no nos atrevemos a ser despiertos, y recordamos lo que nuestra memoria ha olvidado: que somos más que cuerpo, más que mente, más que lenguaje.

Soñar es entrar en la matriz del universo, donde la conciencia se mira a sí misma con ojos infinitos. Y aunque cada mañana olvidemos fragmentos, una parte de nosotros sabe que lo vivido en el sueño es tan verdadero como el latido que nos sostiene. Dormir no es desconectarse. Es regresar a casa.

PARTE III.

El insomnio a lo largo de la historia

"Hay noches en que los ojos abiertos duelen más que los sueños rotos".
Fragmento apócrifo atribuido a Heráclito

CAPÍTULO 7
Historia del insomnio y su percepción cultural

7.1 El insomnio como herida del alma

Desde tiempos inmemoriales, el insomnio ha sido interpretado no solo como ausencia de descanso, sino como presencia de algo no resuelto: culpa, angustia, vigilancia, deseo, iluminación o castigo.

En el pensamiento antiguo, dormir era una forma de comunión con el orden cósmico. El cuerpo, al cerrar los ojos, entraba en la respiración del universo. No poder dormir era no poder rendirse al ritmo universal. Era una forma de exilio interior.

Para los hebreos antiguos, el insomnio podía ser señal de que Dios se alejaba o se mantenía en silencio. En la Biblia, David escribe: "... cuando me acuerde de ti en mi lecho, cuando medite en ti en las vigilias de la noche, porque has sido mi socorro y así en las sombras de tus alas me regocijaré" (Salmos 63:6).

En la India védica los sabios hablaban de "noche oscura del alma" (*raatria atma*), un período de transformación espiritual caracterizado por la imposibilidad de dormir y la apertura a estados de conciencia intensos o dolorosos.

En el Japón clásico, los *monogatari* (relatos épicos) narraban que el insomnio a menudo precedía la visita de un *yūrei* (espíritu inquieto), generalmente cuando había asuntos sin cerrar en el mundo de los vivos.

A lo largo de la historia, el insomnio no era solo padecimiento físico: constituía una revelación en forma de perturbación.

7.2 La evolución de su comprensión: del símbolo al síntoma

A medida que el mundo se secularizó, el insomnio se transformó de lenguaje del alma a síntoma clínico.

7.2.1 Antigüedad y Edad Media

Galeno, el médico grecorromano, atribuía el insomnio a una alteración de los humores corporales, especialmente la bilis negra (*melancholia*). Si predominaba la melancolía, el espíritu se agitaba y no encontraba reposo.

En la Edad Media cristiana, el insomnio también podía ser interpretado como un estado de posesión o tentación demoníaca. Santo Tomás de Aquino escribió sobre "la insomniación del espíritu", como período de tentación antes del descanso místico.

7.2.2 Siglos XVII–XIX

Con el racionalismo ilustrado, el insomnio fue estudiado como desajuste del sistema nervioso, asociado a lecturas nocturnas excesivas, comida pesada o estados de ansiedad moral.

Poetas románticos como Novalis o Hölderlin vieron el insomnio como una fuente de visión poética o locura divina. La vigilia perpetua se tornaba pasaje hacia lo absoluto. Baudelaire, en sus *Pequeños poemas en prosa*, escribe: "El insomnio es un infierno donde el alma se juzga a sí misma".

7.2.3 Siglo XX

Freud interpreta el insomnio como resistencia al inconsciente. El soñador se rehúsa a entrar en el mundo simbólico porque teme al contenido reprimido que el sueño traerá.

Hoy, en la medicina moderna, el insomnio es categorizado en sus formas transitorias, agudas y crónicas. Se estudian sus fases REM/NREM, la arquitectura del sueño y su desregulación en trastornos como el TDAH, la depresión, la ansiedad, etc.

Pero detrás del lenguaje médico, sigue latiendo la herida arquetípica: el insomnio es un síntoma de disociación interna, de desconexión con algo esencial que no se puede nombrar.

7.3 El insomnio como metáfora del mundo moderno

Nuestra civilización vive, simbólicamente, en estado de insomnio. Hemos exaltado tanto la vigilia que hemos perdido el arte de rendirnos. La luz artificial ha borrado los umbrales entre día y noche. El cielo ya no oscurece; las ciudades arden de electricidad. Hemos eliminado la noche del mundo exterior, pero ella regresa en la sombra del insomnio interior.

El sueño, tradicionalmente asociado al alma, es ahora tratado como una interrupción del trabajo. Dormir está mal visto: dormir es "perder tiempo". El filósofo Byung-Chul Han lo resume así en *La sociedad del cansancio*: "Hoy no dormimos por exceso de excitación, sino por incapacidad de descansar del yo".

El insomnio revela que hemos roto el equilibrio entre hacer y ser, entre producir y contemplar. Es, en última instancia, la señal de que hemos olvidado cómo entregarnos.

CAPÍTULO 8
Mitos, leyendas y creencias sobre el insomnio

8.1 El insomnio en los arquetipos y leyendas

Prometeo

El titán que robó el fuego a los dioses fue condenado no solo a sufrir eternamente, sino a no descansar jamás. El fuego representa la luz, la conciencia: y con ello, la imposibilidad del sueño. El insomne es aquel que, como Prometeo, ha accedido a una forma de saber que ya no le permite dormir.

Caín

Tras matar a su hermano, Caín recibe el peor de los castigos: "serás errante sobre la tierra". Errar es no encontrar reposo, ni en el mundo físico ni en el mundo del alma. El insomnio es el castigo del que ha roto un pacto sagrado.

El judío errante

Es una figura que ha vagado sin descanso por siglos, inmortal pero privado del sueño de la muerte. Representa el alma en pena que no puede descansar porque aún no ha comprendido, ni pedido perdón, ni encontrado sentido.

8.2 Rituales y talismanes contra el insomnio

Los pueblos antiguos no esperaban que el sueño llegara. Lo preparaban, lo invocaban como un dios. En el Tíbet los monjes utilizaban mantras que modulaban la frecuencia cerebral antes de dormir, combinados con mudras (gestos de manos) que inducían al sueño consciente.

En Europa celta se colocaban piedras de luna bajo la almohada, y se realizaban invocaciones a Aine, diosa de la noche y los sueños tranquilos.

En las culturas indígenas norteamericanas se colgaban atrapasueños, no solo para filtrar pesadillas, sino para permitir que el alma bajara del mundo de los espíritus durante la noche.

En el antiguo mundo islámico se recitaba el *Ayat al-Kursi* (versículo del Trono) antes de dormir. Este versículo tiene efectos sedativos documentados, y se considera una protección contra los djinns o entidades invisibles. Estos rituales revelan una verdad profunda: el sueño es un sacramento y el insomnio, una forma de profanación del templo interior.

8.3 El insomnio como iluminación nocturna

Algunos no solo no temen al insomnio sino que lo buscan. Teresa de Ávila, mística carmelita, pasaba noches enteras sin dormir, absorta en contemplación divina. Sus insomnios eran danzas con el amado invisible.

San Juan de la Cruz escribía sus versos más elevados entre la medianoche y el alba, en celdas oscuras donde solo brillaba la llama del alma: "¡Oh, noche amable más que el alborada!".

Los poetas malditos como Poe, Rimbaud o Artaud sufrían insomnios caóticos, donde la palabra y el delirio se fundían. Pero en esa noche sin tregua, también descubrían la semilla de su arte.

En el zen, el ni-nen zazen es la práctica de meditación continua, incluso en mitad de la noche, como si el cuerpo no necesitara descanso porque la conciencia lo ha trascendido.

Estas tradiciones ven el insomnio como un umbral hacia lo sagrado, una grieta por donde entra la revelación. El insomnio sería, en ese sentido, el precio de ver lo que otros no ven.

8.4 El insomnio como espejo de lo que somos

El insomnio es el espejo del mundo interior cuando ya nadie lo escucha. Es el tambor de un corazón inquieto que se niega a rendirse. No es solo ausencia de sueño, sino presencia de algo más fuerte que el sueño mismo: la lucidez, la culpa, la conciencia, la soledad o el anhelo.

Desde los antiguos sacerdotes que leían el insomnio como señal divina, hasta los médicos modernos que lo tratan como síntoma nervioso, el fenómeno nos recuerda una verdad olvidada: el ser humano no solo duerme cuando el cuerpo se cansa. Solo duerme en paz cuando el alma descansa.

Y mientras eso no ocurra, el insomnio seguirá visitando nuestras noches como un huésped incómodo pero necesario, un heraldo oscuro que nos recuerda que hay preguntas sin responder, heridas sin sanar y un silencio sagrado que aún no nos atrevemos a abrazar.

8.5 El insomnio en el arte: una ventana a la vigilia creativa

Pintura y artes visuales

1. Remedios Varo – *Insomnio* (1947)

   Tema: Mujeres insomnes en habitaciones idénticas, bajo vigilancia de ojos voladores.

   Dato curioso: Fue comisionada por la farmacéutica Bayer para ilustrar una campaña sobre el insomnio.

   Interpretación: Una metáfora visual de la vigilancia psíquica que nunca duerme.

2. Henry Fuseli – *La Pesadilla* (1781)

   Tema: Representación arquetípica de la parálisis del sueño.

   Elemento simbólico: Íncubo sobre el pecho de la mujer dormida, símbolo de opresión.

   Dato curioso: Esta pintura fue tan popular en el siglo XIX que inspiró litografías, obras teatrales y cuentos góticos (figura 7).

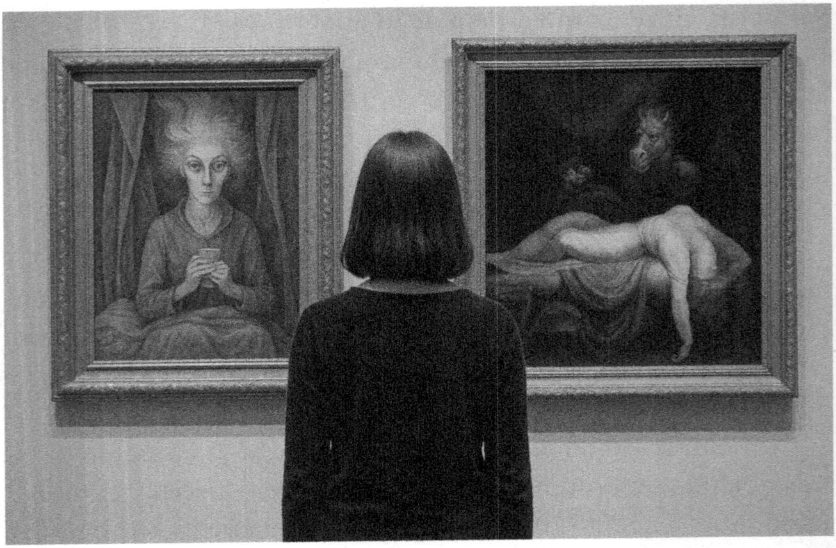

Figura 7. El sueño y la pesadilla en el arte. La imagen muestra a una espectadora frente a obras que representan visiones oníricas y perturbadoras, lo que refleja cómo el arte ha explorado las emociones, los miedos y los simbolismos asociados al sueño y al inconsciente. Interpretaciones visuales del sueño y lo onírico. Estas pinturas reflejan una tradición artística que vincula el sueño con lo irracional, lo fantástico y lo traumático, anticipando conceptos psicoanalíticos sobre el inconsciente y la simbología de la pesadilla.

3. Louise Bourgeois – *Insomnia Drawings* (1994–1995)
   Serie de 220 dibujos hechos en noches de insomnio
   Elemento clave: Repetición obsesiva de formas y palabras, reflejo de la rumiación mental.
   Interpretación: El insomnio como un ciclo de creación íntimo y confesional.
4. Vincent van Gogh – *La noche estrellada* (1889)
   Hecho en el asilo de Saint-Rémy, donde sufría insomnio severo. El cielo en movimiento refleja el estado agitado de su mente.
   Dato curioso: Van Gogh escribía cartas nocturnas como forma de procesar su ansiedad insomne (figura 8).

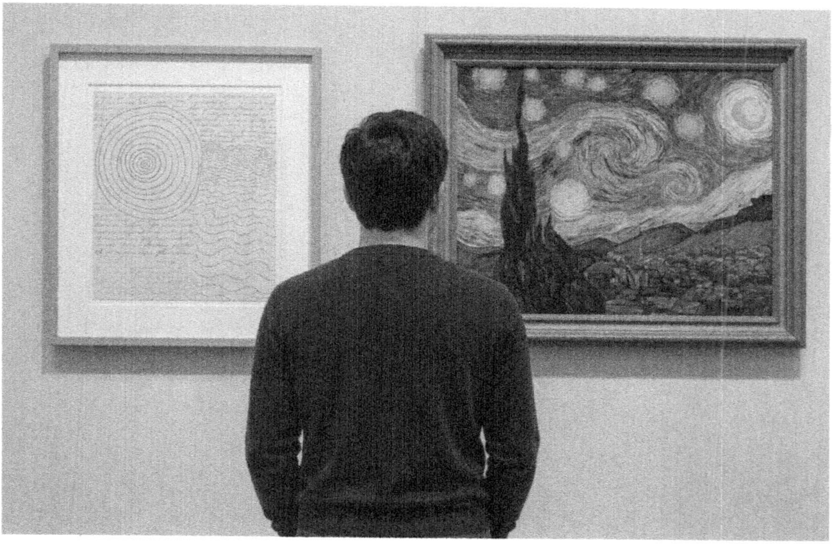

Figura 8. Diálogo entre el caos interno y la contemplación del cielo. La imagen presenta a un espectador frente a dos obras que, desde lenguajes visuales distintos, evocan el mundo interior, el pensamiento circular y la fascinación por el cielo nocturno. El sueño, la mente y la noche como temas visuales. A la izquierda, una composición abstracta sugiere la introspección mental y la repetición del pensamiento; a la derecha, *La noche estrellada*, de Van Gogh, expresa el poder emocional del paisaje nocturno, vinculado a estados alterados de conciencia y sensibilidad artística.

Música y composición

1. Faithless: *Insomnia* (1995)

   Letra directa: "I can't get no sleep"

   Mezcla trance-electrónica que refleja la intensidad y desesperación del insomne moderno.

2. Frédéric Chopin: *Nocturnos*

   Composiciones para piano evocadoras del mundo entre la vigilia y el sueño.

   Dato curioso: Muchas de ellas fueron escritas tras episodios de insomnio, en medio de tormentas o crisis respiratorias por tuberculosis (figura 9).

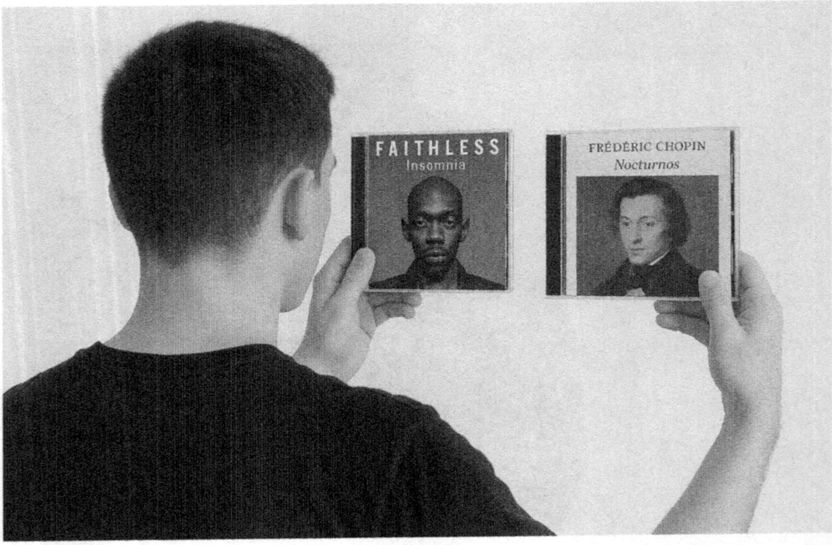

Figura 9. Dos visiones opuestas de la noche. La imagen contrasta la agitación electrónica de *Insomnia*, de Faithless, con la serenidad melódica de los *Nocturnos*, de Chopin, lo que refleja cómo la música interpreta el insomnio y el sueño desde distintos lenguajes estéticos. ¿Insomnio o sueño profundo? Un dilema nocturno musical: entre las vibraciones intensas de Faithless y la calma romántica de Chopin, la noche tiene banda sonora para todos los estados de ánimo.

3. Jeff Buckley: *Dream Brother* (1994)
   Canción dedicada a un amigo que sufría pesadillas e insomnio.
   Tonalidad ensoñadora, mezcla de angustia y éxtasis.
4. Gustav Mahler: *Sinfonía No. 7–La noche*
   Subtitulada como *Lied der Nacht* (Canción de la Noche).
   Retrata estados oníricos, ansiedad nocturna y caminatas a medianoche (figura 10).

Literatura y poesía

1. Franz Kafka: *La metamorfosis* (1915)
   Gregorio Samsa se despierta, luego de "sueños intranquilos", convertido en insecto.
   La atmósfera de pesadilla, extrañamiento y despersonalización resuena con estados insomnes.

2. Sylvia Plath: *The Bell Jar* (1963)
   Relato de noches de insomnio y pensamientos suicidas.
   La autora misma escribió sus mejores poemas en madrugadas de insomnio profundo.
3. Edgar Allan Poe: *El cuervo* (1845)
   "Once upon a midnight dreary"
   Una meditación sobre la locura inducida por la falta de sueño y la obsesión.
4. Fernando Pessoa: *Libro del desasosiego* (1913)
   Diario poético de un insomne crónico.
   El insomnio como condición existencial: "No duermo. No pienso. No soy" (figura 11).

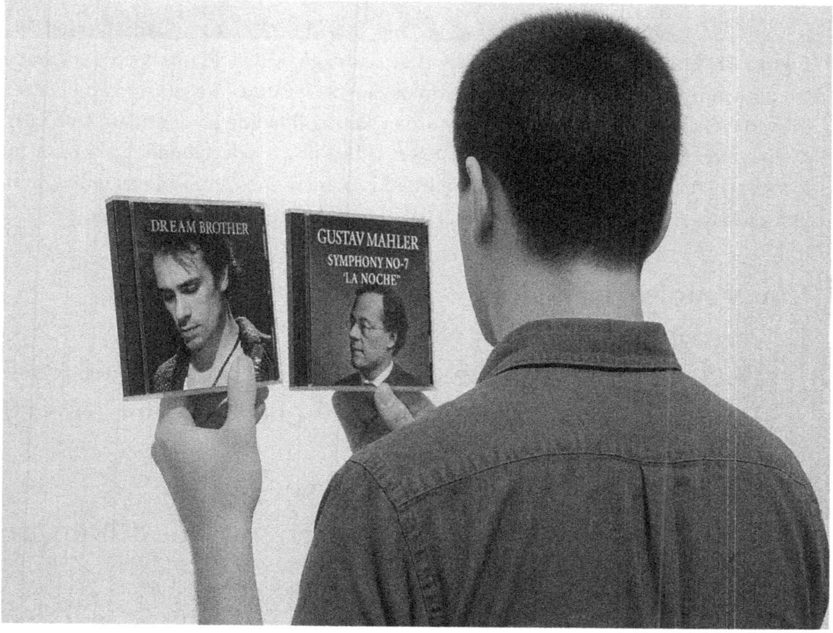

Figura 10. Dos formas de representar la noche en la música. La imagen muestra un contraste entre la intimidad lírica de *Dream Brother*, de Jeff Buckley, y la exploración sinfónica de la noche en la *Séptima Sinfonía*, de Mahler. Ambas obras reflejan la profundidad emocional y simbólica del mundo nocturno, entre sueños rotos y noches sin fin. Jeff Buckley y Gustav Mahler ofrecen visiones contrastantes de la noche: una voz íntima y moderna frente a una sinfonía orquestal cargada de misterio, soledad y belleza.

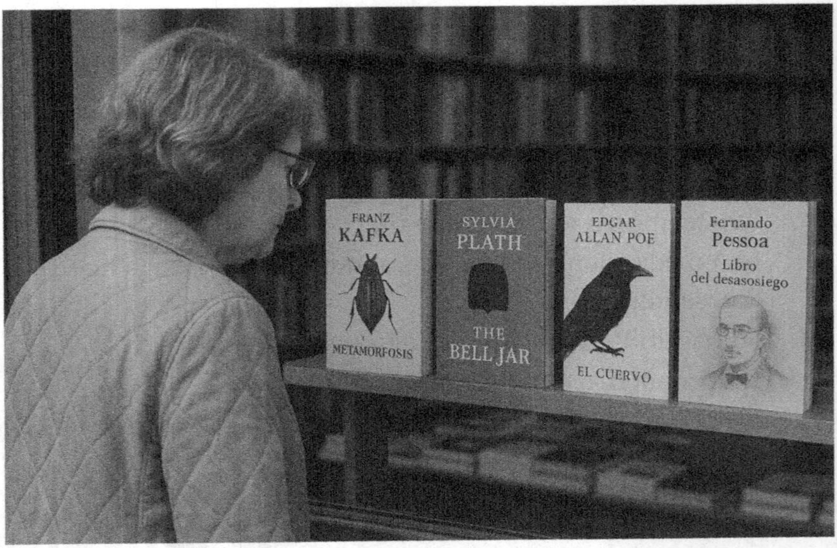

Figura 11. Literatura de la inquietud y el desasosiego. Kafka, Plath, Poe y Pessoa: cuatro autores que exploraron, desde distintas épocas y estilos, los abismos de la mente humana, el aislamiento, los sueños oscuros y la fragilidad de la identidad. Una vitrina de lo onírico, lo inquietante y lo existencial. Los libros seleccionados abordan trastornos del sueño, crisis de identidad y estados mentales extremos, revelando cómo la literatura da forma a experiencias internas complejas y a menudo inefables.

Cine y audiovisual

1. *Insomnia*: Christopher Nolan (2002)
   Detectives que no duermen bajo el sol permanente de Alaska.
   Descomposición moral y percepción alterada como reflejo del insomnio extremo.
2. *El maquinista*: Brad Anderson (2004)
   Hombre que no duerme hace un año. Sufre de delirio, paranoia y distorsión temporal.
   El filme está inspirado en Kafka y la literatura de la disociación (figura 12).
3. *Fight Club:* David Fincher (1999)
   "El insomnio no te deja recordar, solo te hace mirar".
   El narrador sufre disociación y crea una personalidad alternativa.

4. *Before Sunrise*: Richard Linklater (1995)
Una noche de insomnio compartido por dos desconocidos en Viena.
El insomnio como espacio de conexión, no solo como perturbación (figura 13).

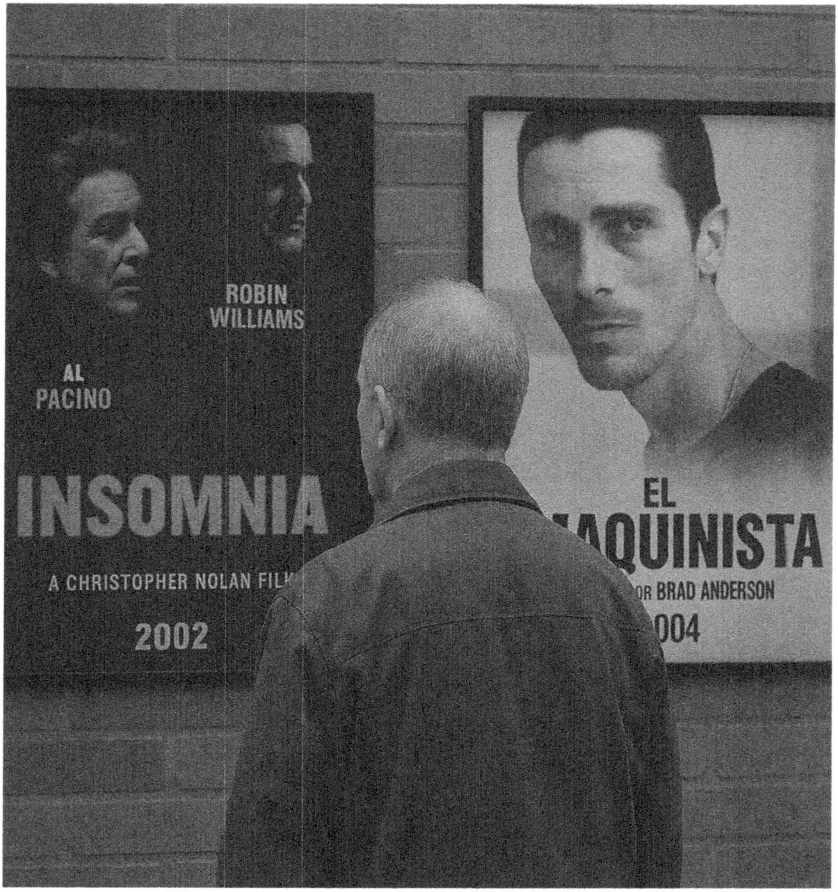

Figura 12. Insomnio en el cine: entre la vigilia y la paranoia. La imagen presenta dos filmes que exploran el impacto psicológico del insomnio severo, desde la distorsión de la percepción hasta la desintegración de la identidad. Cuando no dormir se convierte en una pesadilla. Tanto *Insomnia* como *El maquinista* retratan cómo la falta prolongada de sueño deteriora la mente, lo que muestra un descenso progresivo hacia la culpa, la confusión y la alucinación.

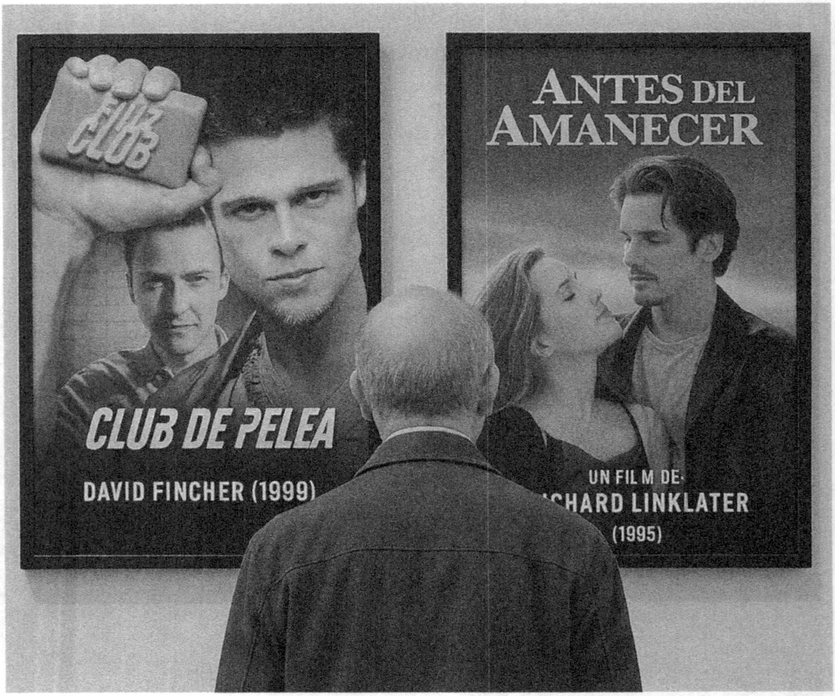

Figura 13. Dos visiones opuestas de la noche en el cine. Mientras *Club de pelea* explora la insatisfacción, el insomnio y la violencia interna, *Antes del amanecer* celebra la intimidad y el diálogo en una noche que parece fuera del tiempo. Noche de caos o de conexión. Frente a la noche sin descanso de *Club de pelea* y su descenso en la psique fragmentada, *Antes del amanecer* ofrece una noche de encuentro, donde el tiempo se detiene para escuchar y ser escuchado.

Escultura, performance e instalación

1. Tracey Emin: *My Bed* (1998)

   Instalación autobiográfica: su cama tras noches de insomnio, cigarrillos, sangre y alcohol. Es el cuerpo que no duerme convertido en obra.

2. Tony Oursler: *Somniloquy*

   Almohadas que murmuran, proyecciones que hablan dormidas. Constituye una recreación audiovisual de trastornos como la somniloquia y la parálisis (figura 14).

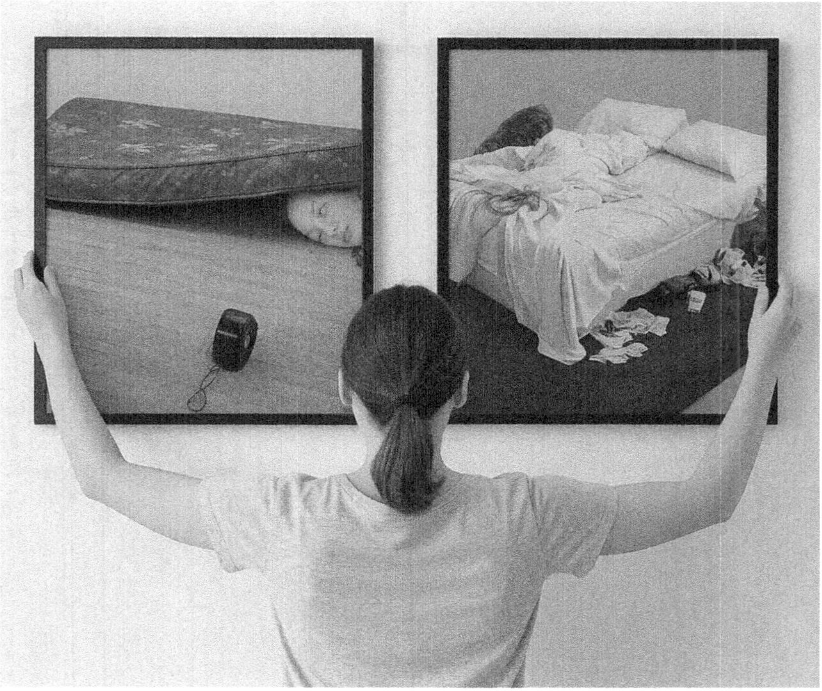

Figura 14. Exploraciones del sueño desde lo íntimo y lo incómodo. Estas obras fotográficas confrontan la fragilidad del descanso humano, desde su precariedad física hasta el desorden emocional y cotidiano que lo rodea. El espacio del sueño como reflejo del estado mental. Dormir debajo del colchón o en medio del caos revela dos expresiones de vulnerabilidad, evasión o crisis emocional, donde el sueño ya no es refugio, sino síntoma.

3. Janine Antoni: *Sleep* (1994)
   La artista duerme en público, en una galería, durante varios días. La obra constituye una crítica al mundo que niega el descanso.
4. Marina Abramović: *The House with the Ocean View*
   Performance de 12 días sin hablar, comer ni dormir. La artista es observada por el público. La obra representa una exploración del cuerpo insomne como ritual (figura 15).

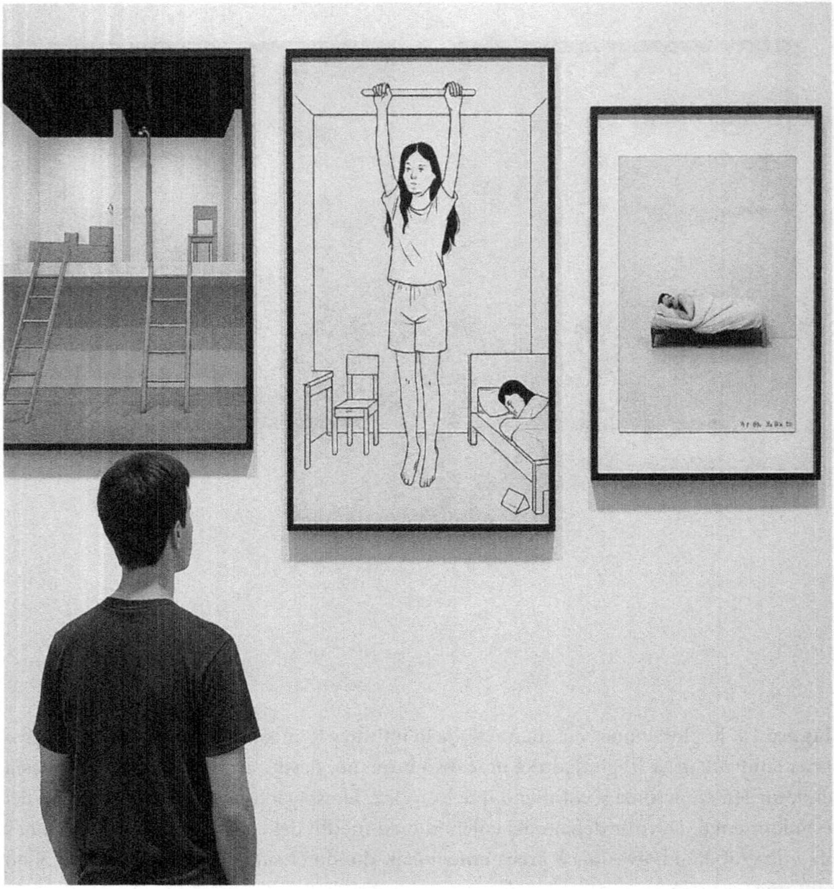

Figura 15. El cuerpo dormido, suspendido y atrapado. Estas obras exploran el sueño desde una estética de la contención: espacios cerrados, figuras inmóviles o colgantes, y una fuerte tensión entre el descanso físico y la inquietud interior. Dormir, soñar, resistir. Entre lo onírico, lo simbólico y lo cotidiano, estas imágenes abordan el estado del cuerpo en el sueño como metáfora de la vulnerabilidad, la repetición, la infancia y la necesidad de escape o suspensión.

8.6 El arte como vigilia creativa

El insomnio no es solo un padecimiento fisiológico. Es también un estado de conciencia alterada, un umbral donde el pensamiento se agudiza, el alma se desvela y el yo se fragmenta.

Artistas de todas las épocas han recurrido al insomnio no solo como tema, sino como método creativo, trance y espejo de su tiempo. En un mundo donde dormir bien es un privilegio, el insomnio artístico sigue revelando verdades ocultas en la noche.

PARTE IV.

BASES CIENTÍFICAS Y CLASIFICACIÓN DEL INSOMNIO

El cuerpo quiere dormir, pero la conciencia no se lo permite. Y en esa lucha invisible nace el insomnio, hijo de la vigilia no deseada y del sueño no alcanzado.

CAPÍTULO 9
Fisiología y neuroquímica del sueño y el insomnio

9.1 La arquitectura completa del sueño: más que fases, un lenguaje

El sueño se divide en dos macrofases alternantes: sueño No REM y sueño REM. Cada una de estas fases tiene propiedades únicas y altamente diferenciadas.

Sueño No REM:

N1 (transición): Dura entre 1 y 7 minutos. El electroencefalograma (EEG) muestra ondas theta. El despertar ocurre de un modo fácil. Se producen "sacudidas hipnagógicas", pequeñas contracciones musculares que a veces se confunden con caídas oníricas.

N2 (sueño ligero): Representa el 45-55 % del sueño total. Aparecen usos del sueño (12–15 Hz) y complejos K, que inhiben estímulos sensoriales.

N3 (sueño profundo o de ondas lentas): EEG dominado por ondas delta (<4 Hz). Ocurre regeneración tisular, secreción de hormona del crecimiento (GH), restauración inmunológica y consolidación de memoria declarativa.

Sueño REM:

Ocurre cada 90 minutos. Dura de 10 a 25 minutos por ciclo. EEG similar a vigilia. Paralización muscular (atonía), activación límbica, desactivación de corteza dorsolateral. Sueños vívidos, reorganización emocional y creatividadsimbólica. Se consolida la memoria procedural y emocional. Se activa el hipocampo, la amígdala y la corteza visual.

El insomnio fractura esta arquitectura. Los ciclos se interrumpen, las fases se acortan y el sueño profundo o el REM desaparecen. Esto lleva a una pérdida acumulativa de funciones mentales, fisiológicas y emocionales, aunque el sujeto no siempre sea consciente de ello.

9.2 El sistema circadiano y ultradiano: relojes internos desajustados

El sueño se rige por dos ritmos fundamentales:

1. **Ritmo circadiano (ciclo día-noche de 24 h)**
   - Regulado por el núcleo supraquiasmático (NSQ) del hipotálamo.
   - Influido por la luz: los ojos, incluso cerrados, perciben niveles de luz a través de melanopsina en células ganglionares, que regulan la melatonina.
2. **Ritmo ultradiano (ciclos internos de 90-120 min)**
   - Marca la alternancia de sueño profundo y REM.
   - Si este ritmo se desincroniza (por ejemplo, por estrés, *jet lag* o turnos rotativos), se fragmenta el descanso.

El insomnio es muchas veces una desincronización entre estos dos relojes. Se intenta dormir cuando el cuerpo no está en fase circadiana de reposo, o se interrumpe el ritmo ultradiano con microdespertares.

9.3 Bioquímica cerebral del insomnio: el lenguaje molecular del desvelo

A nivel neuroquímico (figura 16), el insomnio involucra:

Neurotransmisores y neuromoduladores:

- GABA (inhibidor): Bajo en el insomnio. Los fármacos hipnóticos aumentan su efecto.
- Orexina (activador): Elevado en el insomnio crónico. Los inhibidores de orexina, como el Suvorexant, son eficaces.
- Melatonina: Suprimida por luz azul. Suplementada en insomnio circadiano.

- Serotonina: Precursora de la melatonina, pero también excitadora en otras áreas. Fluctúa.
- Cortisol: Normalmente baja de noche. En el insomne se mantiene elevada o desciende tarde.

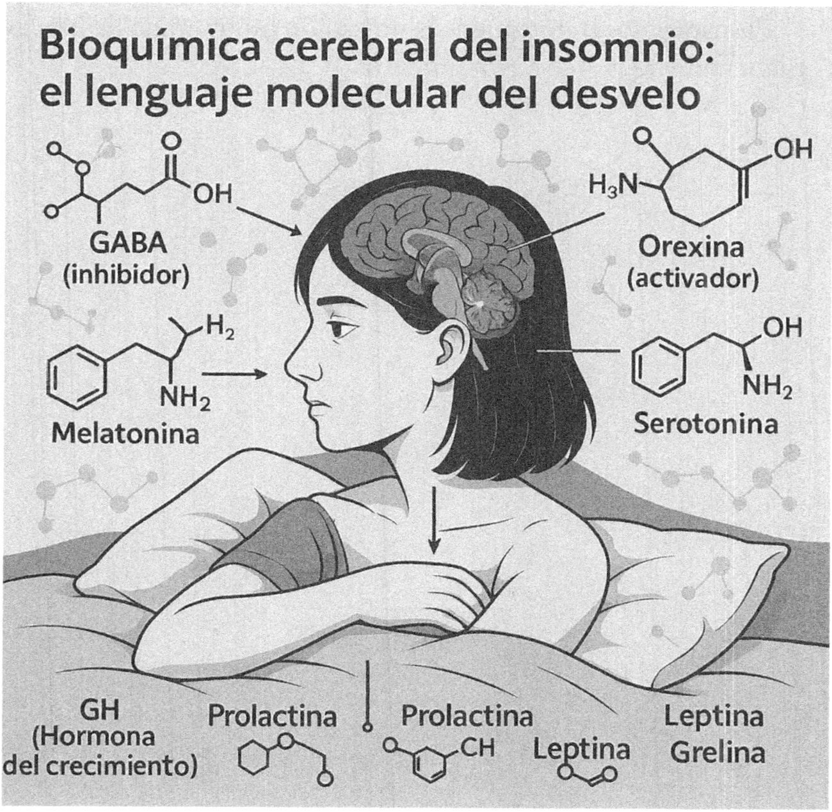

Figura 16. Lenguaje molecular del insomnio. La imagen ilustra el papel de neurotransmisores y hormonas como GABA, melatonina, orexina, serotonina, prolactina y leptina en la regulación del sueño y la vigilia. Un desequilibrio entre activadores e inhibidores puede desencadenar insomnio. Esta infografía muestra cómo sustancias como la melatonina, el GABA o la orexina influyen en nuestro cerebro al dormir. El insomnio puede surgir cuando estas moléculas se desajustan por estrés, hábitos o enfermedades.

Hormonas implicadas:

- GH (hormona del crecimiento): Se secreta en fase N3. Suprimida en el insomnio.

- Prolactina: Relacionada con el sueño REM. Se afecta en el insomnio.
- Leptina y grelina: Alteradas por falta de sueño, lo que produce un aumento del apetito y la obesidad.

El insomnio, en resumen, es un estado bioquímico de hipervigilancia disfrazado de agotamiento.

CAPÍTULO 10
Clasificación del insomnio

10.1 Clasificación clínica multidimensional

Por tiempo:

- Agudo/transitorio: asociado a factores situacionales.
- Crónico: persiste más de tres meses. Puede autoperpetuarse por condicionamiento conductual negativo.

Por fenomenología:

1. **Insomnio de conciliación:**
   - Asociado a ansiedad anticipatoria.
   - Activación de la corteza prefrontal y sistema límbico.
   - A menudo se da en personalidades hipervigilantes o controladoras.
2. **Insomnio de mantenimiento:**
   - Predominante en insomnia depresivo.
   - Despertares frecuentes, sueños fragmentados, sensación de "no haber dormido".
3. **Despertar precoz:**
   - Signo cardinal de la depresión endógena.
   - El eje HHA (hipotálamo-hipófisis-adrenal) se activa demasiado pronto.

Por etiología:

- Insomnio psicofisiológico (aprendido): el cuerpo "olvida" cómo dormir. Se asocia la cama con frustración.
- Insomnio comórbido: asociado a trastornos psiquiátricos, dolor crónico, apnea y RLS (síndrome de piernas inquietas).
- Insomnio idiopático: desde la infancia, sin causa evidente. Posible disfunción en el sistema de "apagado" cortical.

- Insomnio paradójico: el sujeto "cree" no dormir, pero los polisomnogramas muestran sueño normal. Involucra alteración de la percepción interoceptiva del descanso.

CAPÍTULO 11
Insomnio en diferentes etapas de la vida

11.1 Ontogenia del sueño: el viaje de la noche a través de las edades

Infancia:

- El recién nacido no tiene ritmo circadiano. Duerme en períodos polifásicos.
- A los 3-4 meses aparece el ritmo día/noche, mediado por la maduración pineal.
- El insomnio infantil se relaciona con:
  - Trastornos de apego.
  - Malas asociaciones condicionadas ("solo duerme en brazos").
  - Pesadillas, terrores nocturnos y enuresis.

Tratamiento: psicoeducación familiar, higiene del sueño y reestructuración del vínculo noche-seguridad.

Adolescencia:

- Retraso de fase circadiana (por cambios hormonales) lleva a tendencia noctámbula.
- El insomnio suele acompañarse de:
  - Depresión atípica.
  - Ansiedad social.
  - Uso de pantallas + cafeína.

Tratamiento: restricción del sueño, regulación de hábitos digitales, luminoterapia y psicoterapia breve.

Adultez:

- Insomnio crónico altamente prevalente (20–30 %).
- Etiología multifactorial:
  - Estrés laboral.
  - Crisis existenciales.

- Rupturas vinculares.
- Hipercognición (rumiación constante).
- Puede cronificarse a través del condicionamiento clásico: cama = frustración.

Tratamiento: terapia cognitivo-conductual para insomnio (CBT-I), intervención farmacológica y *mindfulness*.

Vejez:

- Reducción de sueño profundo.
- Desincronización circadiana (cambios en la sensibilidad retinal, pérdida de exposición solar).
- Polifarmacia (uso de varios medicamentos) que interfiere en la arquitectura del sueño.
- Elevada comorbilidad con:
  - Trastornos neurodegenerativos (alzhéimer, párkinson).
  - Duelo, aislamiento y desarraigo.

Tratamiento: intervención no farmacológica, regularidad, luz matutina y evitar sedantes de acción prolongada.

Conclusión: una mirada científica que no olvida lo humano

El insomnio es, en su núcleo más íntimo, una expresión somática del alma inquieta. Puede tener causas bioquímicas, hormonales, neurológicas o conductuales. Pero tras todas ellas persiste la verdad esencial de una conciencia que no puede entregarse al olvido reparador del sueño.

La fisiología nos da mapas. La neuroquímica, las rutas, la clasificación y las categorías. Pero el verdadero tratamiento requiere un abordaje integral: una medicina que una lo cognitivo con lo espiritual, lo conductual con lo emocional, lo cerebral con lo simbólico.

Porque dormir, en última instancia, no es una función. Es una forma de confiar en que el mundo continuará girando sin nuestro control. Es rendirse, ceder, morir por unas horas para volver a nacer al día siguiente.Y el insomnio, entonces, no es solo una disfunción. Es un mensaje profundo del cuerpo, de la psique y del alma, que aún aguarda ser escuchado.

PARTE V.

TRASTORNOS QUE OCURREN DURANTE EL SUEÑO

Mientras soñamos, hay fuerzas que despiertan. Algunas vienen de dentro. Otras no son nuestras.

CAPÍTULO 12
Parasomnias no REM

12.1 Trastornos del despertar incompleto: lo espectral en la carne dormida

Las parasomnias No REM constituyen fenómenos enigmáticos que ocurren durante el sueño de ondas lentas (fase N3), cuando la conciencia está parcialmente disuelta pero el cuerpo aún es capaz de acción motora. Son "despertares disociados", eventos donde los mecanismos de inhibición cortical y autonómicos fallan en el acto de sincronizarse.

Desde un enfoque neurofisiológico, este tipo de trastornos representa un fallo en la transición entre el sueño profundo y la vigilia, en el que la corteza cerebral no se activa completamente, pero estructuras subcorticales (como el tronco encefálico, los ganglios basales o la amígdala) ya han iniciado una respuesta motora o emocional.

Desde una perspectiva simbólica y filosófica, las parasomnias No REM representan un retorno del cuerpo a la vigilia antes de que el alma lo permita, un desgarramiento del umbral entre mundos, donde el sujeto está atrapado entre dos niveles ontológicos.

12.2 Sonambulismo: el cuerpo como espectro

El sonambulismo ha sido interpretado durante siglos como un acto mágico: un estado en el que el cuerpo se desliza entre dimensiones mientras la conciencia permanece cautiva. La mirada fija, el caminar sin rumbo, la ajenidad de la acción evocan la imagen del "doble" o del "viajero astral atrapado en lo material".

Características clínicas:

- Ocurre predominantemente durante la infancia y la adolescencia.

- Afecta el primer tercio de la noche, cuando el sueño profundo (N3) es más dominante.
- Las acciones pueden ir desde caminar hasta actividades complejas: cocinar, vestirse y salir del hogar (figura 17).
- No hay recuerdo posterior: la amnesia posepisodio es casi total, lo que lo diferencia de los sueños lúcidos.

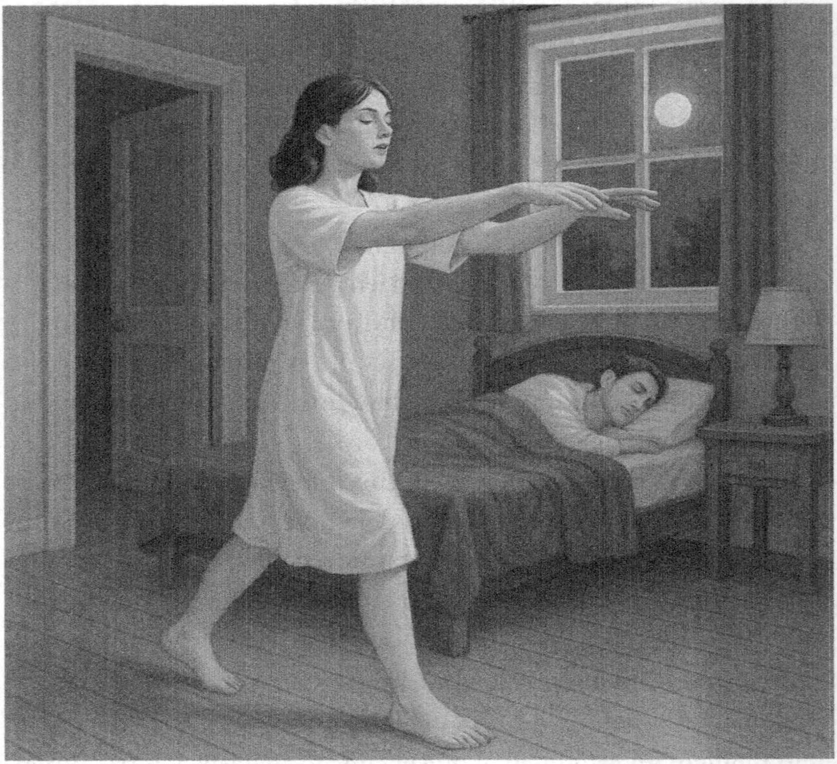

Figura 17. El sonambulismo: cuando el cuerpo se activa mientras el cerebro duerme. Esta escena representa un episodio típico de sonambulismo, un trastorno del sueño que ocurre en la fase NREM, en el que la persona realiza acciones motoras complejas sin estar plenamente consciente. Caminar dormida bajo la luna. Mientras el mundo sueña, algunos cuerpos despiertan sin saberlo. El sonambulismo revela que, incluso en el descanso, hay partes de nosotros que siguen en movimiento.

Neurobiología:

- Hiperactividad del sistema motor subcortical en combinación con hipofuncionalidad cortical frontal.

- Alteración en los circuitos de inhibición talamocortical.
- Genética: hay evidencia de predisposición hereditaria (hasta el 80 % en gemelos monocigóticos).

Interpretación simbólica:

El sonámbulo representa al "yo escindido", donde el cuerpo se convierte en vehículo de una conciencia desplazada o disociada. Es la representación onírica de una existencia automatizada, donde lo vivido no es plenamente integrado.

12.3 Terrores nocturnos: el grito ancestral

Los terrores nocturnos son episodios de pánico paroxístico durante el sueño profundo, especialmente en la infancia, donde el sujeto grita, suda, tiembla y parece atrapado en una experiencia sin nombre (figura 18).

Características clínicas:

- Despertar abrupto con expresión de terror.
- Activación simpática extrema (taquicardia, hiperventilación, diaforesis).
- Amnesia posepisodio.
- Aparecen en fase N3, sin contenido onírico recordado.

Hipótesis psicodinámica:

El terror nocturno sería la emergencia bruta de un arquetipo de angustia, anterior a la simbolización. Jung lo llamaría "un acceso súbito del inconsciente colectivo", donde el niño (o el adulto traumado) se ve confrontado con el núcleo primitivo del miedo sin rostro.

Interpretación antropológica:

En muchas culturas, los terrores nocturnos eran señal de posesión o asedio espiritual. Se atribuían a ataques de demonios nocturnos (*incubi, succubi, djinns, opujas*) o castigos de almas errantes.

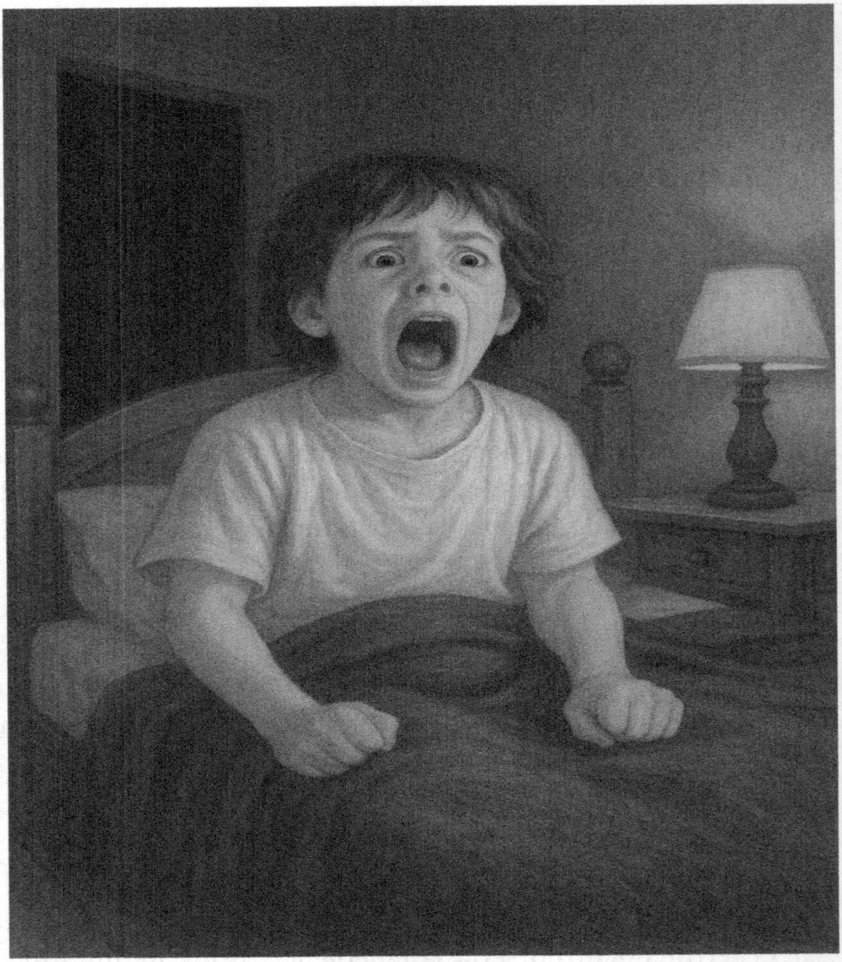

Figura 18. Terror nocturno infantil. La imagen muestra una manifestación típica de los terrores del sueño, caracterizados por gritos, agitación y miedo intenso durante el sueño profundo, sin que el niño esté completamente despierto ni tenga recuerdo del episodio. El grito que no viene de un sueño, sino del cuerpo dormido. Esta escena retrata un terror nocturno: un momento fugaz y desconcertante donde el miedo se impone sin razón aparente, dejando al niño atrapado entre el sueño y la vigilia.

12.4 Despertares confusionales: umbral nebuloso

Menos intensos que los terrores, los despertares confusionales representan un mal acople entre conciencia y cuerpo. El sujeto no reconoce su entorno, responde incoherentemente, puede estar agresivo o absorto.

Son una anomalía temporoespacial del despertar, una especie de "amnesia del yo", donde el sujeto aún no ha sido del todo reconstituido tras el descenso al sueño profundo (figura 19).

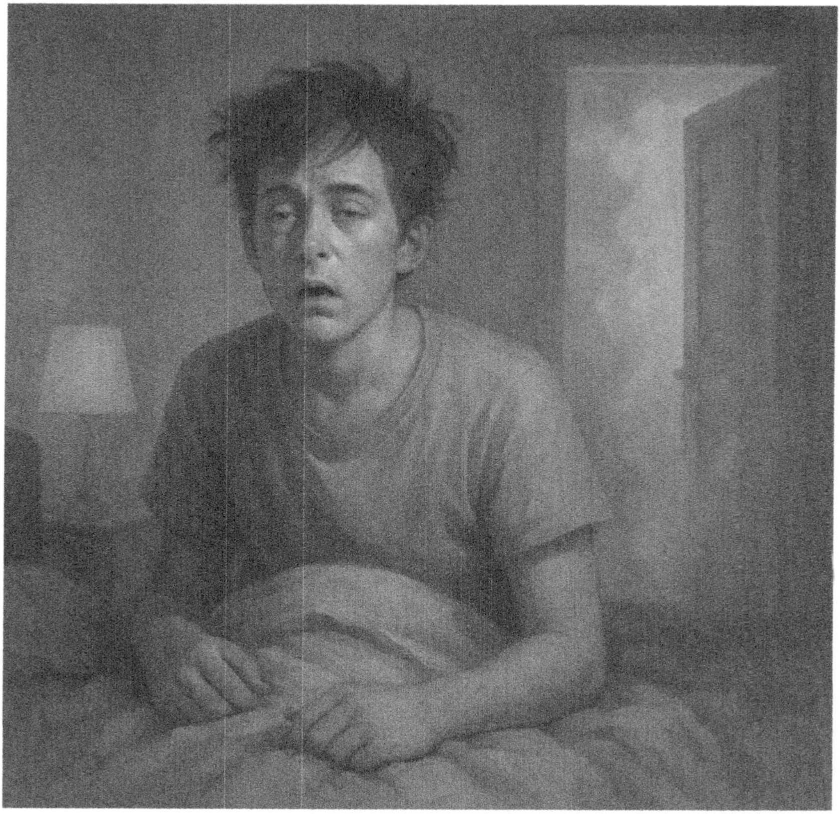

Figura 19. Parasomnias y confusión al despertar. La imagen retrata una posible manifestación de parasomnia: el despertar confusional. Este trastorno se caracteriza por una desorientación mental y física intensa tras salir del sueño profundo, con expresión de fatiga, desconcierto y falta de conexión con el entorno inmediato. Despertar sin haber regresado del todo. Esta escena evoca la angustia de quienes viven entre el sueño y la vigilia, atrapados en un cuerpo que ha despertado pero con la mente aún vagando entre sombras.

CAPÍTULO 13
Parasomnias REM

13.1 Sueños que se encarnan. El inconsciente toma el control del cuerpo

Durante la fase REM, la actividad cortical es elevada, similar a la vigilia, pero el cuerpo está paralizado por una inhibición descendente desde el *locus coeruleus* hacia la médula espinal. Esta atonía impide que actuemos nuestros sueños. Cuando este mecanismo falla, surgen las parasomnias REM, donde el cuerpo actúa lo que la mente imagina.

13.2 Trastorno de conducta en sueño REM (RBD): el teatro del conflicto

El trastorno de conducta en sueño REM (RBD, del inglés *REM sleep behavior disorder*) es uno de los trastornos más intrigantes del sueño, porque representa una ruptura entre lo imaginado y lo corporal. El paciente lucha, golpea, se defiende de amenazas soñadas. La cama se convierte en escenario, y el cuerpo en actor inconsciente.

Implicaciones clínicas:

- Se presenta mayoritariamente en varones mayores de 50 años.
- Altamente predictor de enfermedades neurodegenerativas (párkinson, demencia con cuerpos de Lewy y atrofia multisistémica).
- El sueño REM suele contener contenido violento, pesadillesco y simbólicamente agresivo.

Hipótesis neurodegenerativa:

El RBD es una enfermedad prodómica: ocurre años antes que los síntomas motores del párkinson. Revela neurodegeneración prematura de los núcleos monoaminérgicos del tronco encefálico, como el *locus coeruleus*.

Lectura simbólica:

Es la emergencia de arquetipos reprimidos, luchas internas no integradas, que toman forma en la escena onírica. El yo dormido se convierte en campo de batalla de contenidos que no encuentran espacio en la vigilia.

13.3 Pesadillas: arquetipos oscuros en estado puro

Las pesadillas son sueños perturbadores con un contenido emocionalmente negativo: persecuciones, caídas, muertes, traición, monstruos, vacío. Su función puede ser defensiva, purgativa, adaptativa o simbólica.

Función evolutiva:

Las pesadillas podrían haber sido, evolutivamente, una forma de simular amenazas y ensayar respuestas emocionales. Como un simulador del alma ante peligros no vividos.

Psicología profunda:

Freud las ve como "el retorno de lo reprimido"; Jung las define como "la irrupción de la sombra que exige integración". En ambos casos, revelan un conflicto no resuelto, una parte negada del psiquismo.

13.4 Parálisis del sueño: la grieta entre mundos

En este fenómeno, el sujeto recupera la conciencia pero no el control motor. Se siente inmovilizado, suele tener visiones, siente presencias, escucha voces. La experiencia puede ser profundamente angustiante o incluso mística.

Fenomenología:

- Inmovilidad transitoria.
- Conciencia plena o parcial.

- Sensación de opresión torácica, entidad malévola presente, levitación o salida del cuerpo.
- Dura de segundos a minutos.

En culturas tradicionales fue definida como:
- El "fantasma nocturno" en Japón (*kanashibari*).
- El "demonio del pecho" en Sicilia.
- El súcubo/íncubo en Europa medieval.
- El *djinn* en el islam árabe.

Desde una óptica espiritual, la parálisis del sueño es una interfase liminal entre la conciencia encarnada y lo transpersonal. Una fisura entre planos.

CAPÍTULO 14
Apnea del sueño y trastornos respiratorios

14.1 Apnea del sueño: la noche como asfixia

La apnea del sueño es un trastorno respiratorio caracterizado por interrupciones repetidas en la respiración durante el sueño, lo que genera microdespertares, hipoxemia y sueño no reparador.

Tipos:

1. Apnea obstructiva (AOS): colapso mecánico de la vía aérea.
2. Apnea central: disfunción del control respiratorio cerebral.
3. Apnea mixta: combinación de ambas.

Fisiopatología:

- Hipotonía faríngea + presión negativa durante inspiración = colapso de las vías.
- Cada colapso genera desaturación de oxígeno y activación simpática (taquicardia, hipertensión).

Consecuencias:

- Aumento del riesgo cardiovascular, metabólico y neurocognitivo.
- Fragmentación del sueño REM y profundo.
- Somnolencia diurna, cefalea, irritabilidad, disminución de la libido.

14.2 Simbolismo profundo

La apnea es una interrupción del ritmo vital, un símbolo de que algo esencial está siendo obstruido: la expresión, la energía, la vida misma. El sujeto duerme, pero no puede rendirse a la respiración de la noche (figura 20).

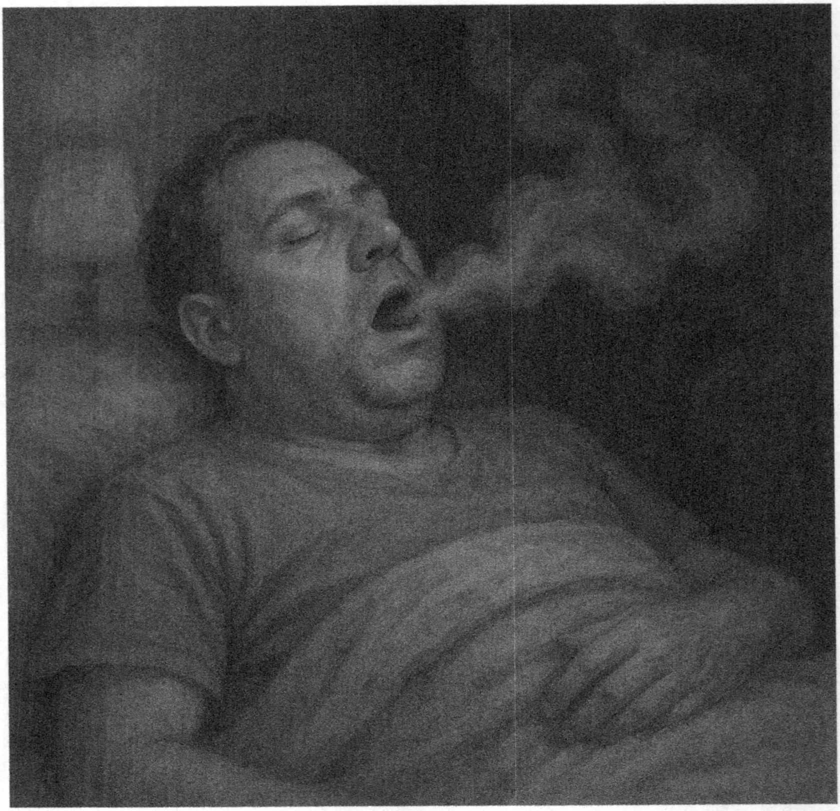

Figura 20. Apnea del sueño: cuando la respiración se detiene al dormir. Esta representación artística alude a los episodios repetidos de obstrucción respiratoria que caracterizan la apnea del sueño, un trastorno crónico que afecta la calidad del descanso y la salud cardiovascular. El sueño que se ahoga en su propio silencio. La imagen evoca la fragilidad del descanso interrumpido por una respiración que lucha por continuar, como si el aire se deshiciera antes de llegar a los pulmones.

14.3 Sueño, ritual y ruptura

Los trastornos del sueño no son solo patologías: son interrupciones en el ritual más antiguo de la humanidad. Dormir es una ceremonia del alma. Cuando esta se ve perturbada por parasomnias, sueños violentos, respiración obstruida o movimientos inconscientes, no solo hay una alteración clínica, sino una fractura en la arquitectura simbólica del descanso.

Las parasomnias nos muestran que el sueño no es el silencio de la conciencia, sino su transformación. La apnea nos recuerda que incluso lo más automático (respirar) puede ser suspendido si algo en el interior ya no confía.

En los trastornos del sueño, el cuerpo nos habla en otro idioma. Y quien escuche esas voces oscuras comprenderá que el verdadero descanso comienza cuando dejamos de resistirnos al mundo que somos.

PARTE VI.

Tratamientos médicos y no médicos del sueño

Curar el sueño es también curar la forma en que habitamos el mundo.

CAPÍTULO 15
Tratamientos farmacológicos

15.1 Química del olvido, arquitectura inducida del descanso

Desde los albores de la medicina, el ser humano ha buscado fórmulas para dormir: pociones, raíces, infusiones y elíxires. En el mundo moderno, estos saberes se transformaron en moléculas de diseño capaces de inducir, prolongar o modular el sueño.

Sin embargo, dormir no es igual a estar inconsciente, y la farmacología del sueño entraña un dilema ético y clínico: ¿Puede la química sustituir el proceso sagrado del abandono? La respuesta es matizada. Hay fármacos que ayudan, otros que simulan el sueño sin restaurarlo. Algunos son bálsamos transitorios; otros, cadenas de dependencia (figura 21).

15.2 Grupos principales de fármacos

1. **Benzodiacepinas (BZD)**

- Ejemplos: Diazepam, lorazepam y clonazepam.
- Mecanismo: Potencian el GABA, el principal neurotransmisor inhibidor.
- Efectos: Sedación, relajación muscular, inducción rápida del sueño.
- Problemas:
  - Alteran la arquitectura del sueño (reducen fases profundas y REM).
  - Generan tolerancia, dependencia y efecto rebote al suspender el fármaco.
  - Amnesia anterógrada, somnolencia diurna y caídas en adultos mayores.

Reflexión simbólica: Las BZD inducen una especie de "coma amable", un sueño sin alma. No permiten soñar: solo desconectarse. En muchos pacientes, generan una paz artificial, pero no verdadera restauración.

2. **No benzodiacepínicos (Z-fármacos)**

- Ejemplos: Zolpidem, zopiclona y eszopiclona.
- Mismo receptor GABA-A, pero diferente estructura.
- Menos alteración de sueño REM, menos dependencia (aunque presente).
- Efectos adversos: Automatismos (sonambulismo inducido por fármaco) y alteración de juicio.

Comentario clínico: Son preferidos en insomnio de conciliación, pero a largo plazo no curan el insomnio, solo lo silencian.

3. **Antidepresivos sedantes**

- Ejemplos: Trazodona, mirtazapina y doxepina.
- Usados especialmente en insomnio comórbido con depresión o ansiedad.
- No producen dependencia, pero pueden inducir sedación excesiva o aumento de peso.

4. **Antihistamínicos**

- Ejemplos: Difenhidramina y hidroxizina.
- Efecto sedante por bloqueo H1.
- Útiles en insomnia leve.
- Problemas: efecto anticolinérgico (confusión, sequedad y estreñimiento), especialmente en ancianos.

5. **Melatonina y análogos**

- Hormona producida por la glándula pineal en respuesta a la oscuridad.
- Regula el ritmo circadiano.
- Útiles en:
    - Insomnio por desfase horario.
    - Retraso de fase.
    - Trastornos neurodesarrollativos (autismo y TDAH).
    - Dosis fisiológicas: 0,3–1 mg (dosis altas pueden ser contraproducentes).

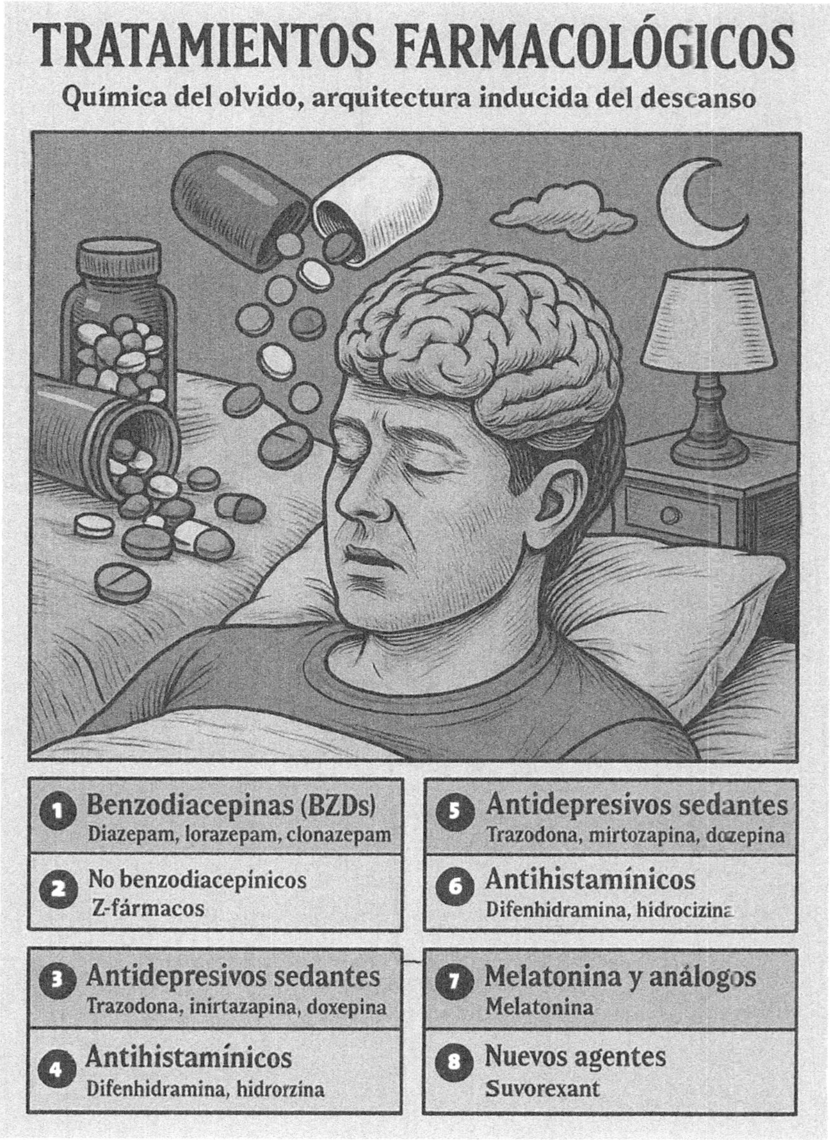

Figura 21. La imagen presenta los principales grupos de fármacos utilizados para inducir y mantener el sueño: cada uno actúa sobre diferentes mecanismos neuroquímicos relacionados con la arquitectura del sueño. Existen diferentes medicamentos que ayudan a tratar el insomnio. Esta imagen muestra sus principales categorías y cómo contribuyen a regular el sueño cuando otros métodos no son suficientes.

6. Nuevos agentes

El uso de un medicamento como el Suvorexant, permite:

- Inhibir la orexina, neuroquímico que promueve la vigilia.
- Inducir un sueño más fisiológico.
- Causar menos interferencia con el sueño REM.

Consideraciones éticas y clínicas

- Todo fármaco que induce el sueño modifica artificialmente un ciclo natural.
- Ningún fármaco es solución definitiva al insomnio primario.
- El tratamiento ideal es interdisciplinario: farmacológico, psicoterapéutico, conductual y simbólico.

Dormir con pastillas no es descansar sino anestesiar la inquietud.

CAPÍTULO 16
Alternativas no farmacológicas

Las terapias no farmacológicas aplicadas en pacientes que padecen insomnio tienen como objetivo restaurar la capacidad natural del cuerpo de dormir, para recuperar así la confianza fisiológica y simbólica en el acto de entregarse al sueño.

16.1 Dormir como un acto de integración: mente, cuerpo, alma y entorno

1. Terapia cognitivo-conductual para el insomnio (TCC-I)

La terapia cognitivo-conductual para el insomnio (TCC-I) es considerado el tratamiento de primera línea para el insomnio crónico, incluso por encima de los medicamentos.

Componentes clave:

- Restricción del sueño: reducir el tiempo en cama para aumentar la eficiencia del sueño.
- Control de estímulos: disociar la cama de actividades no relacionadas con el descanso.
- Reestructuración cognitiva: cuestionar creencias disfuncionales sobre el sueño ("si no duermo, moriré").
- Educación sobre el sueño: entender los ciclos, los mitos y la biología del descanso.
- Técnicas de relajación: respiración, visualización y desactivación muscular.

Comentario: Es una reprogramación de hábitos y creencias, una forma de "deshipnotizar" al insomnio.

2. *Mindfulness* y meditación

La atención plena es un antídoto para la hiperactividad mental. Reduce el cortisol, activa la corteza prefrontal, inhibe la amígdala y restablece el equilibrio del eje HHA.

Técnicas útiles:

- Escaneo corporal.
- Meditación guiada.
- Respiración diafragmática.
- *Mindful letting go*: Entrenamiento en el arte de soltar.

Perspectiva filosófica: Dormir requiere confianza. Meditar enseña a estar con lo que hay, sin controlar.

3. Hipnoterapia

La hipnosis clínica permite desprogramar asociaciones negativas con el sueño y facilitar la entrada al trance natural del descanso.

- Utiliza sugestiones indirectas, metáforas y anclajes.
- Puede acceder a conflictos inconscientes que sostienen el insomnio.
- Favorece la integración del contenido onírico reprimido.

4. Medicina integrativa y ritual

El sueño es un acto ritualmente humano, no solo biológico.

Recuperar la sacralidad del dormir puede incluir:

- Fitoterapia: Valeriana, pasiflora, melisa, ashwagandha y magnolia.
- Aromaterapia: Lavanda, vetiver y sándalo.
- Baños nocturnos con sales, temperatura tibia y luz tenue.
- Rutinas presueño: Lectura, escritura introspectiva y gratitud.

5. Sonoterapia y neuroestimulación

- Binaurales: Estimulan ondas cerebrales específicas (delta para sueño profundo).
- Ruido blanco: Bloquea estímulos irregulares del entorno.
- Estimulación transcraneal (tDCS/TMS): En estudio para reentrenar circuitos del sueño.

6. **Cronoterapia y luminoterapia**
- Para trastornos de fase circadiana.
- Exposición controlada a luz brillante matinal (10 000 lux).
- Oscurecimiento progresivo al atardecer.
- Reseteo del "reloj interno" a través de la manipulación de los ciclos luz-oscuridad.

El insomnio no es solo "no poder dormir", sino un trastorno complejo que surge de un desequilibrio entre sistemas que promueven el sueño y sistemas que mantienen la vigilia. Sus tres pilares fisiopatológicos son:

- Hiperalerta del sistema nervioso central
  - Elevación de cortisol nocturno, noradrenalina y dopamina.
  - Activación del eje HHA (hipotálamo-hipófiso-adrenal).
  - Aumento de actividad en corteza prefrontal, amígdala e ínsula.
  - Asociado a estrés, ansiedad y vigilancia cognitiva excesiva.
- Alteración de la homeostasis del sueño
  - Disminución de acumulación de adenosina durante el día.
  - Reducción de presión homeostática del sueño.
- Disfunción del ritmo circadiano
  - Alteraciones en la producción o liberación de melatonina.
  - Desincronización con señales ambientales (luz, temperatura y actividad).

16.2 Mecanismos de acción de los tratamientos

Sistema GABAérgico (sedación)

- GABA-A es el principal receptor inhibidor del SNC.
- Su activación genera hiperpolarización neuronal, lo que disminuye el estado de alerta.

Receptores de melatonina (ritmo circadiano)

- MT1: inhibe la alerta.
- MT2: resetea el reloj biológico.

Receptores serotoninérgicos (ansiedad y modulación del sueño REM)

- 5HT2A, 5HT1A: modulan la ansiedad y la arquitectura del sueño.

Antihistamínicos H1 (sedación leve)

- La histamina activa la vigilia. Su bloqueo genera somnolencia.

Otros: Orexina, dopamina, adenosina

- Orexina: es un promotor potente de la vigilia. Actualmente existen bloqueadores nuevos en desarrollo (por ejemplo, el Suvorexant).

16.3 Tratamientos naturales y sin receta

Fase 1: primera línea – tratamiento no farmacológico

Fitoterapia y suplementos naturales

Sustancia	Mecanismo	Dosis	Evidencia	Observaciones
Melatonina	Activa MT1/MT2	1–3 mg	Alta en *jet lag*, moderada en insomnio	Mejor en adultos mayores
Valeriana	Aumenta GABA	300–600 mg	Moderada	Efecto acumulativo
Pasiflora	Modula GABA	200–500 mg	Limitada	Útil en ansiedad leve

Sustancia	Mecanismo	Dosis	Evidencia	Observaciones
Magnesio	Modula NMDA y GABA	200–400 mg	Moderada	Relajante muscular
L-teanina	Relajante, antiansiedad	100–200 mg	Moderada	De uso complementario
Ashwagandha	Disminuye cortisol	300–600 mg	Emergente	Adaptógeno efectivo

Consejos:

- Usar de forma constante durante 2–4 semanas.
- Evitar combinaciones excesivas.
- Ideal para insomnio leve o inicio del protocolo.

Fase 2: medicamentos de venta libre (OTC)

1. Antihistamínicos H1
   - Ejemplos: Difenhidramina, doxilamina.
   - Dosis: 25–50 mg.
   - Mecanismo: Bloqueo H1, lo que produce sedación.
   - Efectos secundarios: Somnolencia residual, sequedad bucal y tolerancia rápida.
2. Melatonina + fitoterapia en preparados combinados
   - Comunes enfarmacias sin receta.
   - Mejoran latencia de sueño.

Consejo:

Evitar el uso diario prolongado de antihistamínicos, lo que genera acumulación y deterioro cognitivo, especialmente en adultos mayores.

Medicamentos con prescripción médica

Fase 3: prescripción de primera línea

Fármacos Z (zolpidem, zopiclona, eszopiclona)

Fármaco	Inicio	Vida media	Dosis	Uso	Mecanismo
Zolpidem	15 min	2–3 h	5–10 mg	Conciliación	GABA-A α1
Zopiclona	30 min	5–7 h	3,75–7,5 mg	Mantenimiento	GABA-A α1
Eszopiclona	20 min	6–8 h	1–3 mg	Insomnio crónico	GABA-A α1

- Ventajas: no alteran el sueño REM, generan menor dependencia que benzodiacepinas.
- Desventajas: amnesia, conductas extrañas (parasonmias) y tolerancia leve.

Fase 4: prescripción de segunda línea

Benzodiacepinas clásicas

Fármaco	Vida media	Dosis	Uso
Lorazepam	10–20 h	0,5–2 mg	Insomnio con ansiedad
Temazepam	8–15 h	15–30 mg	Insomnio puro
Clonazepam	20–50 h	0,5–2 mg	Ansiedad nocturna

Advertencias:

- Generan dependencia y tolerancia.
- Suprimen el sueño REM.
- Contraindicadas en apnea del sueño y adultos mayores.

Fase 5: prescripción adjunta o en comorbilidad

1. Antidepresivos sedantes
   - Trazodona (25–100 mg): Insomnio + depresión.
   - Mirtazapina (7,5–15 mg): Mejora mantenimiento del sueño.
   - Doxepina en dosis bajas (3–6 mg): Aprobada por la FDA para tratar el insomnio.
2. Antipsicóticos atípicos
   - Quetiapina (25–50 mg): Solo si hay trastorno bipolar, psicosis o agitación grave.
3. Agonistas melatonérgicos
   - Ramelteon (8 mg): insomnio de conciliación, excelente para adultos mayores
4. Bloqueadores de orexina (nueva clase)
   - Suvorexant, lemborexant: bloquean el sistema de alerta orexinérgico.
   - Eficaces en el insomnio crónico sin riesgo de dependencia.
   - Costosos y no siempre disponibles.

El sueño no se impone; se permite. Ningún tratamiento —ni químico, ni terapéutico— funcionará del todo si no hay una apertura interna hacia la entrega. Curar el sueño es aprender a confiar en el cuerpo, en la noche y en lo que no controlamos.

No se trata solo de dormir más horas, sino de entrar en el sueño como se entra en un santuario: con respeto, con humildad y con silencio. Las terapias psicológicas, prácticas cuerpo-mente y recursos sensoriales pueden ayudar a restablecer el vínculo con el sueño profundo y restaurador, sin efectos secundarios (figura 22).

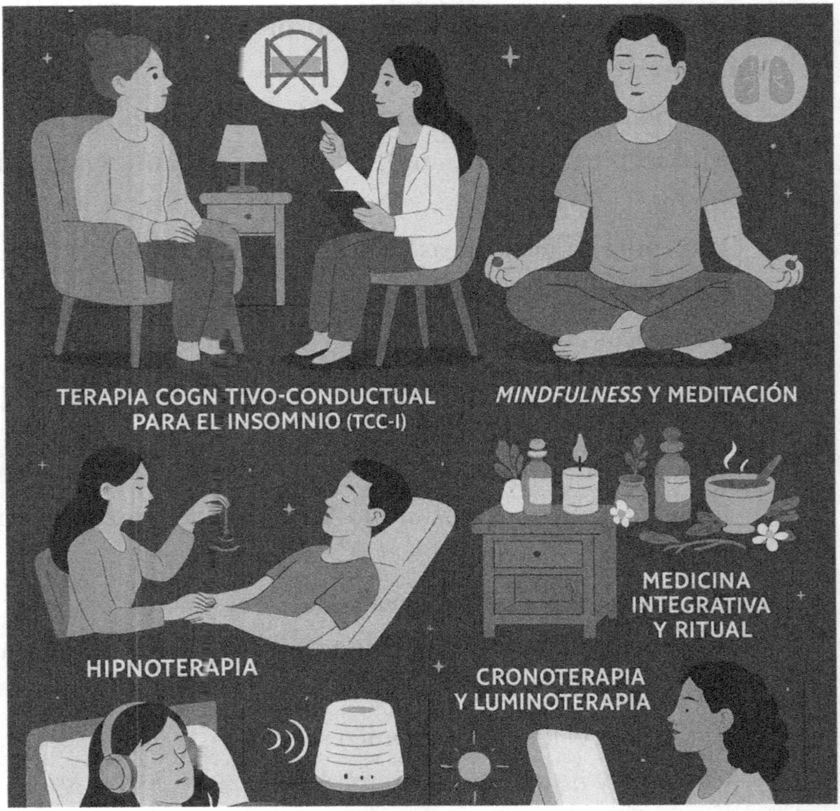

Figura 22. Tratamientos no farmacológicos para el insomnio. La imagen presenta una variedad de estrategias terapéuticas para mejorar el sueño, entre ellas la terapia cognitivo-conductual para el insomnio (TCC-I), la meditación, la hipnoterapia, la cronoterapia, la luminoterapia y la medicina integrativa. Estas intervenciones pueden ser eficaces para tratar el insomnio sin recurrir a medicamentos.

CAPÍTULO 17
Tratamiento del insomnio según la fase del sueño afectada

El insomnio puede dividirse en cuatro tipos clínicos principales. Cada uno tiene causas, abordajes y tratamientos farmacológicos distintos.

17.1 Insomnio de conciliación

(Dificultad para quedarse dormido)

Características

- El paciente tarda más de 30 minutos en dormirse.
- Suele asociarse a ansiedad, pensamientos acelerados, o mal manejo del ritmo. circadiano.
- Más común en jóvenes y personas estresadas o con ansiedad.

Abordaje terapéutico

Tratamientos no farmacológicos

- Terapia cognitivo-conductual para insomnio (TCC-I).
- Reducción de luz azul antes de dormir.
- Rutina estricta de horarios.
- Exposición a luz solar por la mañana.
- Técnicas de relajación y respiración (4-7-8, *mindfulness*).

Tratamientos naturales y fármacos que no requieren prescripción médica (OTC)

Sustancia	Dosis	Comentario
Melatonina	1–3 mg, 1 h antes de dormir	Muy útil si el ritmo circadiano está alterado

Sustancia	Dosis	Comentario
Valeriana	300–600 mg	Complementa bien la melatonina
Ashwagandha	300–600 mg	Reduce cortisol y promueve relajación
L-teanina	100–200 mg	Relajación sin sedación

Medicamentos con receta

Fármaco	Dosis	Mecanismo	Comentario
Zolpidem	5–10 mg	Agonista GABA-A α1	Rápido inicio de acción
Ramelteon	8 mg	Agonista MT1/ MT2	Ideal en mayores o insomnio crónico
Trazodona	25–50 mg	Sedantes erotonérgico	Efectivo si hay componente ansioso
Lorazepam	0,5–1 mg	BZD	Solo si hay ansiedad severa

17.2 Insomnio de mantenimiento

La dificultad para mantener el sueño equivale a despertares frecuentes o prolongados.

Características

- El paciente se duerme fácilmente, pero se despierta una o varias veces por la noche.
- Se asocia a ansiedad nocturna, depresión, dolor, vejiga hiperactiva o apnea del sueño.
- Es común en adultos de mediana edad.

Abordaje terapéutico

Tratamientos no farmacológicos

- Evitar cafeína y té después del mediodía.
- Controlar micciones nocturnas.
- Aplicar técnicas de relajación antes de dormir.
- Aplicar terapia cognitivo-conductural para el insomnio (TCC-I), especializada en despertares nocturnos.

Tratamientos naturales

Sustancia	Dosis	Comentario
Magnesio	200–400 mg	Puede mejorar la continuidad del sueño
Melatonina CR (liberación prolongada)	2 mg	Mejora el mantenimiento en adultos mayores
Valeriana	500 mg	Dosis vespertina (no al dormir)

Medicamentos con receta

Fármaco	Dosis	Vida media	Comentario
Zopiclona	3,75–7,5 mg	5–7 h	Mantiene el sueño sin somnolencia diurna fuerte
Eszopiclona	2–3 mg	6–8 h	Recomendado para insomnio nocturno crónico
Mirtazapina	7,5–15 mg	Larga	Mejora el sueño y reduce la ansiedad y la depresión
Doxepina (dosis baja)	3–6 mg	Larga	Muy útil en despertares en la segunda mitad de la noche

Fármaco	Dosis	Vida media	Comentario
Suvorexant	10–20 mg	Bloquea receptores de orexina	Reduce la hipervigilancia nocturna

17.3 Despertares precoces matutinos

(Despertarse demasiado temprano, sin poder volver a dormir)

Características

- El paciente se duerme fácilmente, duerme bien unas horas, pero se despierta entre las 3 a.m. y las 5 a.m. y no logra volver a dormir.
- Asociado a depresión (marcada por este patrón), envejecimiento y alteración del ritmo circadiano.

Abordaje terapéutico

Tratamientos no farmacológicos

- Exposición a luz brillante por la tarde (para retrasar el ritmo circadiano).
- Evitar cenas muy tempranas.
- Regulación del estado emocional (psicoterapia).

Tratamientos naturales

Sustancia	Dosis	Comentario
Melatonina CR	2–5 mg	Tomada en la noche ayuda a extender el sueño
Mirtazapina	7,5 mg	Puede corregir el patrón temprano
Ashwagandha	300 mg	Efecto ansiolítico-adaptógeno

Medicamentos con receta

Fármaco	Dosis	Comentario
Trazodona	50–100 mg	Mejora el sueño y el ánimo depresivo
Mirtazapina	7,5–15 mg	Gran eficacia en la depresión con insomnio matutino
Doxepina	3–6 mg	Prolonga la duración del sueño en fases tardías

En este tipo hay que evaluar siempre depresión oculta.

17.4 Insomnio mixto o global

(Dificultad en todas las fases: conciliar, mantener y evitar el despertar precoz).

Características

- Suele ser crónico.
- Causas combinadas: ansiedad, depresión, hábitos incorrectos e hiperalerta del sistema nervioso central.
- Común en personas mayores o pacientes con enfermedades médicas crónicas.

Abordaje terapéutico

Tratamientos no farmacológicos

- Aplicar terapia congnitivo-conductual estructurada para el insomnio.
- Reorganizar el ciclo de vigilia-sueño.
- Restringir el sueño programado.
- Aplicar técnicas de respiración, *journaling* nocturno.

Tratamientos naturales y fármacos que no requieren prescripción médica (OTC)

- Combinar melatonina con valeriana y magnesio.
- Tomar té de pasiflora o adaptógenos por la tarde.
- Mantener una rutina constante durante cuatro semanas.

Medicamentos con receta

Fármaco	Indicación específica
Eszopiclona o zopiclona	Buen perfil para la conciliación y el mantenimiento
Trazodona o mirtazapina	Añade efecto antidepresivo/ansiolítico
Suvorexant o lemborexant	Insomnio crónico y resistente
Doxepina (baja dosis)	En adultos mayores con insomnio global
Rotación terapéutica	Alternar fármacos Z y antidepresivos para evitar tolerancia

17.5 Otros fármacos para tratar el insomnio

Existen medicamentos no psicotrópicos que, aunque no están diseñados específicamente para tratar el insomnio, tienen como efecto secundario la somnolencia y suelen administrarse por la noche para aprovechar este efecto. Se incluye una descripción detallada de su mecanismo de acción y consideraciones farmacológicas.

1. **Cetirizina**
   - Clase terapéutica: antihistamínico H1 de segunda generación.

- Mecanismo de acción: bloquea selectivamente los receptores H1 periféricos y reduce los síntomas alérgicos. Aunque tiene menor penetración en el sistema nervioso central (SNC) que los antihistamínicos de primera generación, puede causar somnolencia en algunos pacientes.
- Consideraciones: se recomienda administrar por la noche si se experimenta somnolencia.

2. **Levocetirizina**
   - Clase terapéutica: antihistamínico H1 de tercera generación.
   - Mecanismo de acción: es el enantiómero activo de la cetirizina; actúa bloqueando los receptores H1 periféricos, disminuyendo la respuesta alérgica. Puede inducir somnolencia en ciertos individuos.
   - Consideraciones: su administración nocturna es aconsejable en caso de sedación.

3. **Clorfenamina**
   - Clase terapéutica: antihistamínico H1 de primera generación.
   - Mecanismo de acción: antagoniza los receptores H1 tanto en el sistema nervioso central como en la periferia, lo cual alivia síntomas alérgicos pero también atraviesa la barrera hematoencefálica y causa sedación significativa.
   - Consideraciones: debido a su efecto sedante, es preferible tomarla antes de dormir.

4. **Prometazina**
   - Clase terapéutica: antihistamínico H1 y antiemético.
   - Mecanismo de acción: bloquea los receptores H1 y dopaminérgicos en el sistema nervioso central, lo que le confiere propiedades sedantes y antieméticas.

- Consideraciones: su potente efecto sedante sugiere su uso nocturno.

5. **Metoclopramida**
   - Clase terapéutica: antiemético y procinético.
   - Mecanismo de acción: antagoniza los receptores dopaminérgicos D2 en la zona de activación de los quimiorreceptores y en el tracto gastrointestinal. Facilita la motilidad gástrica y reduce las náuseas. Puede cruzar la barrera hematoencefálica y causar somnolencia.
   - Consideraciones: si se experimenta sedación, es recomendable su ingesta nocturna.

6. **Propranolol**
   - Clase terapéutica: betabloqueador no selectivo.
   - Mecanismo de acción: bloquea los receptores $\beta 1$ y $\beta 2$ adrenérgicos. Reduce la frecuencia cardíaca y la presión arterial. Su acción en el SNC puede inducir fatiga y somnolencia.
   - Consideraciones: administrar por la noche si se presentan efectos sedantes.

7. **Nifedipina**
   - Clase terapéutica: antagonista de los canales de calcio (dihidropiridínico).
   - Mecanismo de acción: inhibe el influjo de calcio en el músculo liso vascular y miocárdico. Causa vasodilatación y disminución de la presión arterial. Puede provocar mareos y somnolencia.
   - Consideraciones: tomar antes de acostarse para minimizar el impacto de la somnolencia.

8. **Captopril**

- Clase terapéutica: inhibidor de la enzima convertidora de angiotensina (IECA).
- Mecanismo de acción: inhibe la conversión de angiotensina I en angiotensina II, lo que genera vasodilatación y reducción de la presión arterial. Puede inducir fatiga y somnolencia.
- Consideraciones: si se experimenta somnolencia, se debe considerar su administración nocturna.

9. **Loratadina**

- Clase terapéutica: antihistamínico H1 de segunda generación.
- Mecanismo de acción: bloquea selectivamente los receptores H1 periféricos y alivia los síntomas alérgicos. Tiene mínima penetración en el sistema nervioso central, pero en casos raros puede causar somnolencia.
- Consideraciones: en caso de sedación, es preferible tomarla por la noche.

10. **Ranitidina**

(Nota: Este medicamento ha sido retirado del mercado en varios países debido a preocupaciones sobre impurezas potencialmente cancerígenas).

- Clase terapéutica: antagonista de los receptores H2.
- Mecanismo de acción: inhibe los receptores H2 en las células parietales gástricas, lo que reduce la secreción de ácido estomacal. En algunos pacientes, puede cruzar la barrera hematoencefálica y causar somnolencia.
- Consideraciones: debido a su potencial efecto sedante, se recomienda su administración nocturna.

Nota importante

Aunque estos medicamentos no están destinados al tratamiento del insomnio, sus efectos sedantes pueden influir en la calidad del sueño.

17.6 Suplementos nutricionales

Aunque no están específicamente diseñados para tratar el insomnio, tienen efectos sedantes o promueven la relajación, por lo que suelen tomarse por la noche para facilitar el sueño. Se incluye una descripción detallada de su mecanismo de acción y consideraciones farmacológicas:

1. **Magnesio**
   - Clase terapéutica: mineral esencial.
   - Mecanismo de acción: el magnesio actúa como cofactor en más de 300 reacciones enzimáticas en el cuerpo, incluyendo aquellas involucradas en la función neuromuscular y la síntesis de neurotransmisores. Su capacidad para modular la actividad del sistema nervioso puede promover la relajación muscular y neuronal, y facilitar el sueño.
   - Consideraciones: se recomienda tomarlo por la noche para aprovechar su efecto relajante.

2. **Valeriana**
   - Clase terapéutica: suplemento herbal.
   - Mecanismo de acción: se cree que la valeriana aumenta la disponibilidad de ácido gamma-aminobutírico (GABA) en el cerebro, un neurotransmisor inhibidor que promueve la relajación y el sueño.
   - Consideraciones: utilizada tradicionalmente para tratar el insomnio y la ansiedad. Puede potenciar el efecto sedante de otros depresores del sistema nervioso central.

3. **Melatonina**
   - Clase terapéutica: hormona natural/suplemento.
   - Mecanismo de acción: la melatonina es una hormona producida por la glándula pineal que regula el ciclo sueño-vigilia. Su suplementación puede ayudar a restablecer patrones de sueño en casos de desajustes horarios o insomnio.
   - Consideraciones: efectiva para trastornos del sueño relacionados con el ritmo circadiano. Debe tomarse en horarios específicos para sincronizar el ciclo de sueño.

4. **Pasiflora (*Passiflora incarnata*)**
   - Clase terapéutica: suplemento herbal.
   - Mecanismo de acción: similar a la valeriana, se cree que la pasiflora aumenta los niveles de GABA en el cerebro y promueve efectos ansiolíticos y sedantes.
   - Consideraciones: utilizada para tratar la ansiedad y el insomnio leve. Puede interactuar con otros sedantes.

5. **Kava Kava (*Piper methysticum*)**
   - Clase terapéutica: suplemento herbal.
   - Mecanismo de acción: los kavalactones presentes en la kava kava modulan la actividad de los neurotransmisores, incluyendo el GABA, la dopamina y la serotonina, que tienen efectos sedantes y ansiolíticos.
   - Consideraciones: efectiva para la ansiedad y el insomnio. Su uso prolongado puede estar asociado con hepatotoxicidad. Se recomienda precaución y supervisión médica.

6. **L-Triptófano**
   - Clase terapéutica: aminoácido esencial.
   - Mecanismo de acción: precursor de la serotonina y la melatonina. Al aumentar la síntesis de estos neurotransmisores,

puede mejorar el estado de ánimo y regular el ciclo sueño-vigilia.

- Consideraciones: la suplementación puede ser útil en trastornos del sueño y depresión. Debe usarse con precaución en combinación con otros agentes serotoninérgicos para evitar el síndrome serotoninérgico.

7. **5-HTP (5-hidroxitriptófano)**
   - Clase terapéutica: derivado de aminoácido.
   - Mecanismo de acción: metabolito intermedio en la conversión del triptófano a serotonina. Aumenta directamente los niveles de serotonina en el cerebro, lo que puede mejorar el estado de ánimo y promover el sueño.
   - Consideraciones: utilizado en la depresión, la ansiedad y el insomnio. Existe riesgo de síndrome serotoninérgico si se combina con otros moduladores de serotonina.

8. **GABA (ácido gamma-aminobutírico)**
   - Clase terapéutica: neurotransmisor/suplemento.
   - Mecanismo de acción: principal neurotransmisor inhibidor en el cerebro. Suplementos de GABA pueden promover la relajación y reducir la excitabilidad neuronal, lo que facilita el sueño.
   - Consideraciones: la eficacia de la suplementación oral es debatida debido a su limitada capacidad para cruzar la barrera hematoencefálica..

9. **Ashwagandha (*Withania somnifera*)**
   - Clase terapéutica: adaptógeno/suplemento herbal.
   - Mecanismo de acción: modula el sistema de respuesta al estrés y puede influir en los niveles de cortisol. Promueve la relajación y mejora la calidad del sueño.

- Consideraciones: utilizada para reducir el estrés y la ansiedad. Puede potenciar los efectos de otros sedantes.

10. *Rhodiola rosea*

- Clase terapéutica: adaptógeno/suplemento herbal.
- Mecanismo de acción: influye en los niveles de neurotransmisores como la serotonina y la dopamina. Ayuda a regular el estado de ánimo y la respuesta al estrés, lo que puede mejorar la calidad del sueño.
- Consideraciones: conocida por aumentar la resistencia al estrés. Su efecto puede ser más estimulante que sedante en algunas personas; se recomienda evaluar la respuesta individual.

Algunos criterios para elegir el fármaco ideal

Criterio	Recomendación
Anciano frágil	Melatonina CR, doxepina, ramelteón
Ansioso	Lorazepam (corto plazo), mirtazapina, trazodona
Depresivo	Mirtazapina, trazodona, doxepina
Insomnio resistente	Suvorexant, eszopiclona más psicoterapia
Evitar dependencia	Ramelteón, antidepresivos y rotación mensual de hipnóticos

CAPÍTULO 18
Tratamiento integral de las parasomnias

Las parasomnias han acompañado al ser humano desde tiempos antiguos. Han sido fuente de mitos, temores nocturnos y visiones perturbadoras. En la medicina moderna las reconocemos como trastornos del comportamiento durante el sueño, que se dividen en dos grandes grupos: NREM y REM. Este capítulo ofrece un enfoque clínico, neurofisiológico y terapéutico, con recursos visuales y farmacológicos aplicables tanto en la práctica clínica como en la investigación.

18.1 Clasificación clínica de las parasomnias

Tipo de parasomnia	Fase del sueño afectada	Características principales
Sonambulismo	NREM	Caminar o realizar actos complejos sin conciencia
Terrores nocturnos	NREM	Despertares abruptos con gritos, miedo, taquicardia
Despertares confusionales	NREM	Confusión mental al despertar, sin memoria del episodio
Comportamiento REM (RBD)	REM	Actuar físicamente los sueños, a menudo con violencia
Pesadillas	REM	Sueños vívidos y angustiantes recordados al despertar
Parálisis del sueño	Transición REM–vigilia	Incapacidad de moverse al despertar, a veces con alucinaciones
Enuresis, catatrenia	Varias	Emisión involuntaria de orina, gemidos nocturnos

18.2 Bases neurobiológicas

- Parasomnias NREM: desincronización entre el despertar parcial cortical y la persistencia del sueño profundo.
- Parasomnias REM: pérdida de la atonía muscular característica del sueño REM, lo que permite la actuación de los sueños.

18.3 Tratamiento por tipo de parasomnia

A. Parasomnias NREM (sonambulismo, terrores, despertares confusionales)

1. Conductual y ambiental
   - Higiene del sueño, evitar privación y estrés.
   - Alarmas de cama/sensores de movimiento.
   - Despertares programados.
2. Farmacológico (en casos severos)

Fármaco	Dosis inicial	Comentario clínico
Clonazepam	0,25–1 mg	Alta eficacia, uso nocturno
Trazodona	25–100 mg	Sedación con bajo riesgo de dependencia
Amitriptilina	10–25 mg	Utilidad en insomnia asociado
Melatonina	3–6 mg	Mejora ritmos circadianos

B. Parasomnias REM (RBD, pesadillas, parálisis del sueño)

1. Trastorno de conducta del sueño REM (RBD)

Fármaco	Dosis	Eficacia / Comentario
Clonazepam	0,25–2 mg	Primera línea, mejora atonía REM
Melatonina	3–12 mg	Alternativa en adultos mayores
Pramipexol	0,125–0,25 mg	Adyuvante en parkinsonismo con RBD

2. Pesadillas (TEPT, ansiedad)

Fármaco	Dosis	Indicaciones
Prazosina	1–10 mg	Muy eficaz en TEPT
Gabapentina	300–600 mg	Ansiedad + sueños perturbadores
Clonidina	0,1–0,2 mg	Niños con trauma o ansiedad
Topiramato	50–100 mg	Estudios con reducción de pesadillas en TEPT
Trazodona	50–100 mg	Modula serotonina, mejora sueño profundo

3. Parálisis del sueño
   - Terapia psicoeducativa, higiene de sueño.
   - En casos graves:
     - Imipramina (10–25 mg).
     - Fluoxetina/sertralina (bajo protocolo médico).

C. Otras parasomnias

Comer dormido

- Clonazepam, topiramato, Inhibidor Selectivo de la Recaptación de Serotonina (ISRS).

Catatrenia (gemidos nocturnos)

- Clonazepam.
- Se usa el aparato de Presión Positiva Continua de las Vías Respirastorias si hay apnea coexistente.

En conclusión, las parasomnias deben abordarse con una visión integradora entre neurología, psiquiatría y medicina del sueño. El tratamiento debe adaptarse al tipo específico, su impacto funcional y su contexto emocional. Aunque las opciones farmacológicas existen, deben ser la segunda línea, después de haber adoptado medidas conductuales, seguridad y comprensión del fenómeno.

CAPÍTULO 19
Las pesadillas como ecos oscuros del sueño humano

Las pesadillas han acompañado al ser humano desde el origen de la cultura. Son sueños perturbadores, intensos, cargados de emociones negativas como el miedo, la ansiedad, la culpa o la tristeza. Aunque todos hemos experimentado alguna, su frecuencia, intensidad y persistencia pueden convertirlas en una verdadera alteración del descanso.

Pero las pesadillas no son solo fenómenos clínicos; también son portales simbólicos, reflejos del inconsciente y fuentes profundas de inspiración artística.

19.1 Definición y características clínicas

Las pesadillas son un tipo de parasomnia que ocurre durante el sueño REM, caracterizadas por contenidos oníricos intensamente desagradables que provocan el despertar abrupto y suelen ser recordadas con claridad. Se diferencian de los terrores nocturnos, que suceden en el sueño NREM y no suelen ser recordados.

Síntomas comunes

- Despertar con miedo, taquicardia o sudoración.
- Recuerdo detallado del sueño.
- Dificultad para volver a dormir.
- Ansiedad anticipatoria al dormir.

Causas y significado psicológico

- Estrés o trauma: las personas con trastorno por estrés postraumático (TEPT) tienen pesadillas frecuentes y repetitivas.
- Ansiedad y depresión: los estados de preocupación constante pueden invadir los sueños.
- Fiebre o medicamentos: algunos fármacos (ISRS, betabloqueadores) o estados febriles provocan alteraciones oníricas.

- Factores simbólicos: las pesadillas suelen ser mensajes codificados del inconsciente, advertencias o representaciones de conflictos internos.

19.2 Las pesadillas en el arte y la historia

Pesadillas en la pintura

El sueño de la razón produce monstruos (Goya, 1799)

Un hombre dormido es acosado por criaturas nocturnas. Una representación clásica del temor que surge cuando el control racional cede ante lo desconocido.

La pesadilla (Henry Fuseli, 1781)

Una mujer yace dormida con un íncubo sobre su pecho. Imagen icónica de la parálisis del sueño y de las visiones nocturnas opresivas.

Arte contemporáneo

Louise Bourgeois y sus *Insomnia Drawings.*

Las instalaciones de Tony Oursler, que reflejan la tensión mental del cuerpo que no descansa (figura 23).

Pesadillas en la literatura

Edgar Allan Poe

En cuentos como *El cuervo* o *El corazón delator*, el protagonista se ve acosado por visiones mentales que podrían clasificarse como pesadillas en vigilia.

Franz Kafka

La atmósfera opresiva de *La metamorfosis* parece extraída directamente de un sueño angustioso.

Stephen King

Autor de novelas donde los sueños se vuelven reales y aterradores *(Insomnia, It, Doctor Sleep)*. Se explora el límite entre lo onírico y lo tangible (figura 24).

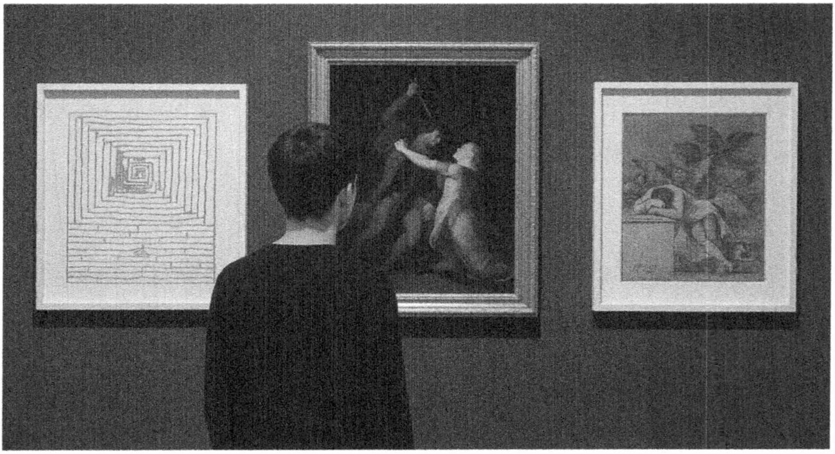

Figura 23. Distintas expresiones artísticas, desde el simbolismo clásico hasta el arte contemporáneo, han explorado la angustia del sueño alterado, el miedo interior y las sombras de la mente dormida. Las obras retratadas encarnan distintas formas del horror onírico: del laberinto mental al acecho sobrenatural, pasando por el delirio romántico. La pesadilla, en cada época, revela lo que más tememos.

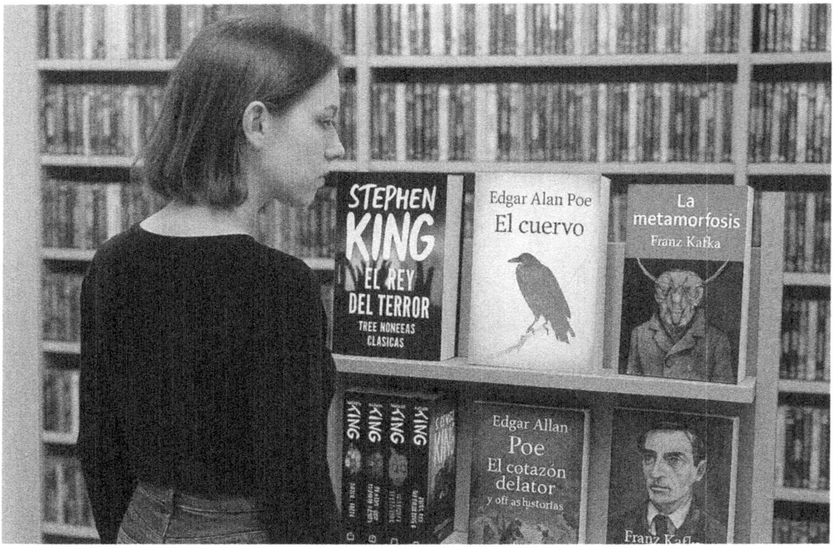

Figura 24. King, Poe y Kafka exploran en sus obras los rincones más oscuros del alma humana: el insomnio, la culpa, el miedo, las transformaciones internas y los sueños que se tornan pesadilla. Lecturas para una mente que no puede dormir. Los libros que atraen en la noche no siempre traen consuelo. A veces, como los de Poe, Kafka o King, solo profundizan el misterio de estar despierto dentro del propio cuerpo.

Pesadillas en el cine

Pesadilla en Elm Street (1984)

Freddy Krueger ataca a los jóvenes en sus sueños y crea una mitología moderna del miedo onírico.

Origen (2010)

Los sueños pueden ser manipulados, y el trauma aparece como pesadilla recurrente en el subconsciente de los personajes.

El maquinista (2004)

Un hombre insomne comienza a vivir en una realidad difusa entre pesadilla y paranoia (figura 25).

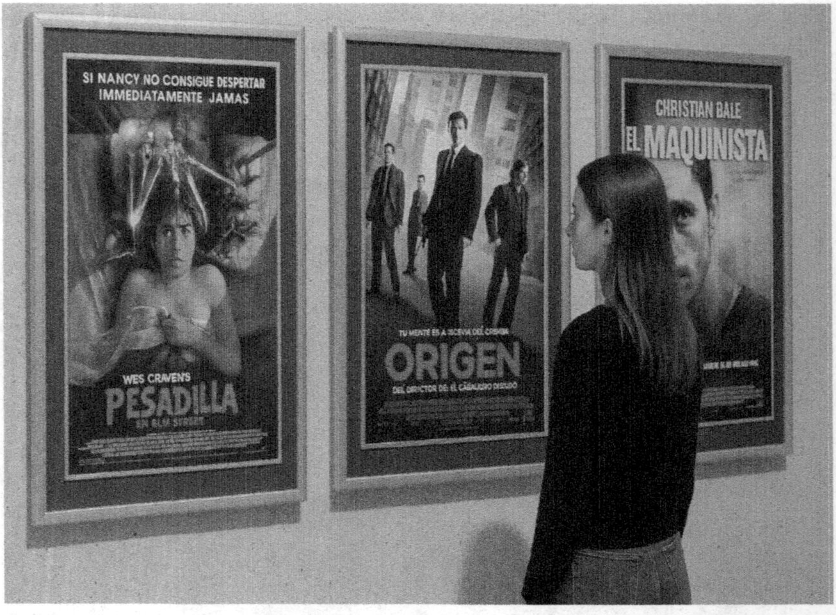

Figura 25. El sueño y el insomnio en el cine. *Pesadilla en Elm Street, Origen* y *El maquinista* abordan el sueño como territorio de conflicto: desde el terror onírico, hasta la manipulación de la mente dormida y la devastación psíquica del insomnio crónico. Dormir ya no es refugio. En estas películas el sueño se convierte en campo de batalla: lo que debería sanar, puede matar; lo que parece un escape, puede atrapar; lo que falta, puede enloquecer.

Pesadillas antiguas y míticas

- En muchas culturas, las pesadillas eran atribuidas a espíritus o demonios nocturnos (el íncubo o el mare escandinavo).
- Los griegos hablaban de *Oneiros*, los sueños y su lado oscuro.
- En Mesoamérica, se creía que los sueños eran verdaderos viajes del alma, y una pesadilla podía significar una invasión espiritual.

Tratamiento y abordaje clínico

1. **Prazosina**
   - Descripción: originalmente utilizada para tratar la hipertensión, la prazosina es un antagonista de los receptores adrenérgicos $\alpha 1$.
   - Mecanismo de acción: se cree que modula la respuesta al estrés reduciendo la actividad del sistema nervioso simpático, lo que puede disminuir la frecuencia e intensidad de las pesadillas, especialmente en pacientes con trastorno de estrés postraumático (TEPT).
   - Evidencia clínica: varios estudios han demostrado que la prazosina es más efectiva que el placebo para disminuir las pesadillas en el TEPT.

2. **Trazodona**
   - Descripción: antidepresivo con propiedades sedantes.
   - Mecanismo de acción: actúa como antagonista de los receptores $5\text{-HT}_2\text{A}$ y como inhibidor de la recaptación de serotonina, lo que contribuye a mejorar la calidad del sueño y reducir despertares nocturnos.
   - Evidencia clínica: se ha utilizado para tratar trastornos del sueño y pesadillas. Mejora la calidad del sueño y reduce el número de despertares nocturnos.

3. **Clonidina**
   - Descripción: agonista de los receptores adrenérgicos α2, empleado principalmente en el tratamiento de la hipertensión y ciertos trastornos psiquiátricos.
   - Mecanismo de acción: reduce la liberación de norepinefrina y disminuye la hiperactividad del sistema nervioso simpático, lo que puede ayudar a controlar las pesadillas, especialmente en niños con TEPT.
   - Evidencia clínica: se ha utilizado para reducir las pesadillas en niños con TEPT.

4. **Mirtazapina**
   - Descripción: antidepresivo tetracíclico con efectos sedantes.
   - Mecanismo de acción: antagoniza los receptores 5-HT_2 y 5-HT_3, y bloquea los receptores H1 histaminérgicos. Promueve la sedación y mejora la arquitectura del sueño.
   - Evidencia clínica: utilizada para tratar el insomnio y, en algunos casos, ha mostrado eficacia en la reducción de pesadillas.

5. **Benzodiazepinas (por ejemplo, clonazepam)**
   - Descripción: fármacos sedantes e hipnóticos utilizados para tratar la ansiedad y trastornos del sueño.
   - Mecanismo de acción: potencia la actividad del GABA, un neurotransmisor inhibitorio, lo que produce efectos sedantes y ansiolíticos.
   - Evidencia clínica: en algunos casos se ha utilizado para tratar trastornos del sueño relacionados con pesadillas, aunque su uso debe ser cuidadosamente monitoreado debido al potencial de dependencia.

19.3 Consideraciones importantes

- Consulta médica: es esencial discutir con un profesional de la salud antes de iniciar cualquier tratamiento farmacológico para las pesadillas, ya que estos medicamentos pueden tener efectos secundarios y contraindicaciones.
- Terapias no farmacológicas: las intervenciones psicológicas, como la terapia de ensayo en imaginación, han demostrado ser efectivas para reducir la frecuencia de las pesadillas y deben considerarse como primera línea de tratamiento.
- Monitoreo y seguimiento: el uso de medicamentos debe ser supervisado regularmente para evaluar su eficacia y detectar posibles efectos adversos.

La elección del tratamiento adecuado debe basarse en una evaluación individualizada, considerando las causas subyacentes de las pesadillas y las características específicas de cada paciente.

En conclusión, las pesadillas no solo interrumpen el sueño; interrumpen también la lógica, el control y la identidad. Son grietas por donde emerge lo reprimido, lo temido, lo ignorado. Comprenderlas es también comprender nuestras heridas, nuestra historia y nuestros deseos ocultos. Como han demostrado los artistas y pensadores, también pueden ser, pese al miedo, una fuente valiosa de creación, catarsis y reflexión.

CAPÍTULO 20
Sonambulismo: viajes nocturnos del cuerpo dormido

El sonambulismo, también conocido como noctambulismo, es una de las parasomnias más intrigantes de la medicina del sueño. Es más común en niños y, generalmente, desaparece en la adolescencia. En casos ocasionales, no suele requerir tratamiento específico.

Sin embargo, si los episodios son frecuentes, representan un riesgo de lesiones o causan perturbaciones significativas, puede considerarse una intervención. Se trata de un fenómeno en el que el individuo, en estado de sueño profundo, realiza actividades motoras complejas como caminar, hablar o manipular objetos, sin conciencia de lo que está haciendo. Este trastorno, a medio camino entre el dormir y el despertar, ha fascinado a médicos, artistas, filósofos y escritores durante siglos.

20.1 Definición y fisiopatología

El sonambulismo es una parasomnia del sueño NREM (etapas 3 y 4 del sueño de ondas lentas). Ocurre principalmente en la primera mitad de la noche, cuando el sueño es más profundo. El cerebro se encuentra parcialmente activado: las áreas motoras se despiertan, mientras las regiones corticales superiores permanecen dormidas.

Características clínicas

- Ocurre en la infancia o adolescencia (aunque puede persistir en adultos).
- El individuo tiene los ojos abiertos, pero su conciencia está alterada.
- No recuerda el episodio al despertar.

- Puede realizar actividades desde simples (sentarse en la cama) hasta complejas (caminar, cocinar y salir de casa).

Factores desencadenantes

- Privación de sueño.
- Estrés emocional.
- Fiebre o enfermedades.
- Medicamentos o consumo de alcohol.
- Trastornos respiratorios del sueño.

En la antigua Grecia el sonambulismo era interpretado como una posesión divina o como una actividad del alma mientras el cuerpo dormía. En cambio, en el siglo XIX algunos casos fueron asociados a la histeria o a fenómenos hipnóticos. La medicina moderna lo reconoce como una disociación neurofuncional entre distintas áreas cerebrales durante el sueño profundo.

20.2 Sonambulismo en el arte y la literatura

La Sonnambula: Vincenzo Bellini (1831)

Una ópera en la que la protagonista, Amina, es acusada de infidelidad por caminar dormida al cuarto de otro hombre. La verdad se revela cuando se descubre que su comportamiento era parte de un episodio de sonambulismo.

La sonámbula: Paul Delvaux (1937)

Pintura surrealista donde una mujer avanza desnuda en una ciudad desierta y onírica. Representa la fragilidad y el misterio del cuerpo dormido.

Der Sandmann: E.T.A. Hoffmann (1816)

Cuento gótico donde el personaje sufre episodios de trance y confusión entre sueño y vigilia, que algunos autores han interpretado como sonambulismo simbólico.

El caso del puente del búho: Ambrose Bierce (1890)

Un personaje aparentemente escapa de la horca, pero todo es un episodio mental entre el sueño y la muerte: un estado liminal parecido al sonambulismo (figura 26).

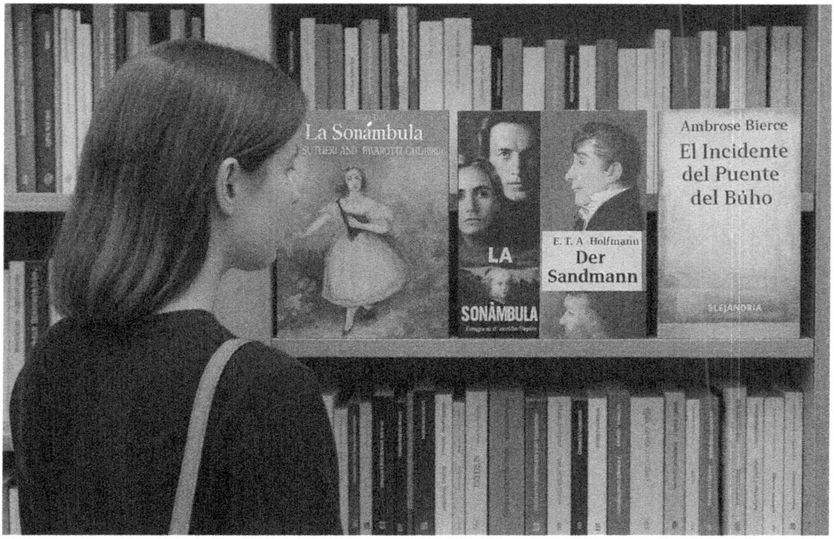

Figura 26. Sonambulismo, sueño y percepción en la literatura. Obras como *La Sonnambula*, *Der Sandmann* y *El incidente del puente del búho* abordan los límites entre la vigilia y el sueño, el autoengaño y los estados alterados de conciencia, anticipando nociones modernas sobre parasomnias y disociación. Dormir con los ojos abiertos. Estos libros nos invitan a explorar el misterio de la mente que camina dormida, que ve sin ver y sueña sin saberlo. La frontera entre el sueño y la realidad se diluye en sus páginas.

20.3 Sonambulismo en el cine

The Cabinet of Dr. Caligari (1920)

El sonámbulo Cesare es manipulado por un doctor para cometer asesinatos durante sus episodios. Película fundacional del expresionismo alemán.

Moon (2009)

El protagonista se despierta para descubrir que vive en un ciclo repetido de tareas, atrapado en un ambiente onírico mecánico. Una metáfora del sonambulismo laboral.

The Sleepwalker (2014)

Drama psicológico en el que una joven regresa a su casa de infancia y antiguos episodios de sonambulismo revelan secretos familiares (figura 27).

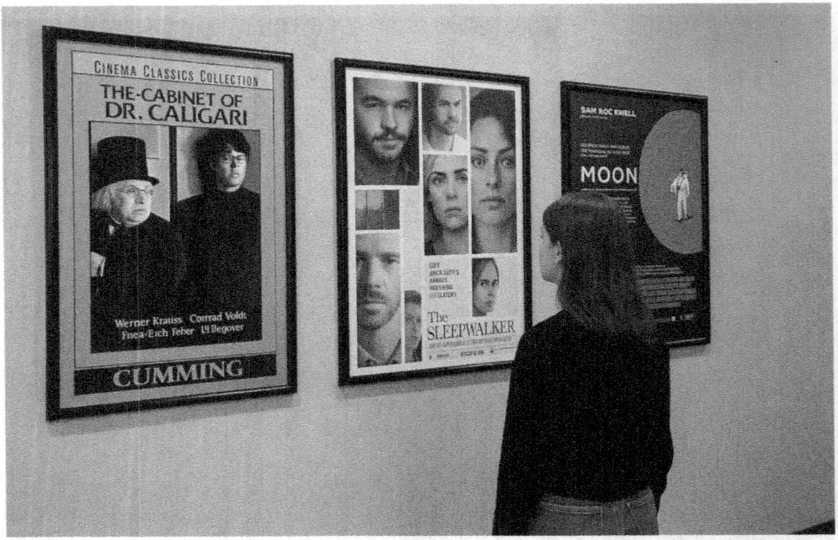

Figura 27. Sonambulismo, distorsión y soledad: el sueño en el cine. Desde el expresionismo de *The Cabinet of Dr. Caligari*, pasando por el drama psicológico de *The Sleepwalker*, hasta la ciencia ficción introspectiva de *Moon*, el cine ha usado el sueño como un espejo distorsionado de la conciencia. Dormir no siempre es descansar. En estas películas, el sueño se vuelve amenaza, el cuerpo duerme pero no reposa, y la mente, ya sea en la Tierra o en la Luna, no logra volver del insomnio del alma.

20.4 Cultura popular. Símbolos psicológicos y filosóficos

En muchas culturas se cree que el alma abandona el cuerpo durante el sueño y que el sonámbulo es "un cuerpo sin alma". En el folclore europeo se recomendaba no despertar al sonámbulo, ya que se creía que el susto podía matarlo. En cambio, en el islam místico existen relatos de santos que caminaban dormidos hacia lugares sagrados.

El sonambulismo representa el desequilibrio entre la conciencia y el inconsciente. En la psicología junguiana puede interpretarse como una manifestación de contenidos reprimidos que se expresan sin censura durante el sueño. Sin embargo, para el existencialismo el sonámbulo es símbolo del hombre moderno: que actúa sin despertar, que vive sin cuestionar.

20.5 Enfoques de tratamiento para el sonambulismo

Para el abordaje clínico del sonambulismo se recomienda evitar estrés y la privación de del sueño, mantener la seguridad en el entorno físico, aplicar terapia conductual y relajación. En casos graves, se sugiere tomar clonazepam o antidepresivos tricíclicos. Se debe valorar hacer una polisomnografía si hubiera duda diagnóstica o episodios peligrosos.

1. **Medidas de seguridad y modificaciones ambientales**
   - Asegurar el entorno para prevenir accidentes, como cerrar ventanas y puertas, retirar objetos peligrosos y utilizar alarmas en las puertas.
   - Informar a los miembros del hogar sobre la condición para que puedan actuar adecuadamente durante un episodio.

2. **Higiene del sueño y manejo del estrés**
   - Mantener horarios regulares de sueño y asegurar una duración adecuada de este.
   - Implementar técnicas de relajación y manejo del estrés, ya que el estrés y la falta de sueño pueden desencadenar episodios de sonambulismo.

3. **Intervenciones farmacológicas**

- El tratamiento farmacológico se reserva para casos en los que las medidas anteriores no han sido efectivas o cuando el sonambulismo es severo. Las opciones incluyen:
  - Benzodiazepinas: algunos medicamentos, como el clonazepam, pueden ser útiles debido a sus propiedades sedantes y su capacidad para suprimir las fases del sueño asociadas con el sonambulismo. Sin embargo, su uso debe

ser cuidadosamente monitoreado debido al potencial de dependencia y otros efectos secundarios.

- Antidepresivos tricíclicos: en ciertos casos se han utilizado antidepresivos tricíclicos, aunque la evidencia que respalda su eficacia es limitada.

Consideraciones importantes

- Evaluación médica: Es esencial consultar a un especialista en trastornos del sueño o a un neurólogo para una evaluación completa antes de iniciar cualquier tratamiento.
- Uso de medicamentos: el tratamiento farmacológico debe ser considerado solo cuando las intervenciones no farmacológicas no han sido efectivas y siempre bajo estricta supervisión médica.
- Evitar el despertar brusco: despertar abruptamente a una persona durante un episodio de sonambulismo puede provocar desorientación o agitación. Es preferible guiar suavemente a la persona de regreso a la cama.

Aunque el sonambulismo en muchos casos no requiere tratamiento específico, en situaciones donde representa un riesgo o causa malestar significativo es fundamental buscar orientación médica para determinar la estrategia terapéutica más adecuada.

En conclusión, el sonambulismo es un espejo del misterio del sueño humano. Nos recuerda que el cuerpo y la mente pueden separarse, que lo automático y lo inconsciente no siempre están bajo control. Pero también nos habla de fragilidad, de simbolismo y de lo liminal. Comprender al sonámbulo es asomarse a una zona borrosa entre la vigilia y el sueño, entre la razón y el instinto.

Y quizás, como en los cuentos, en esos pasos nocturnos sin conciencia, hay también pistas de nuestras verdades más profundas.

CAPÍTULO 21
Narcolepsia

La narcolepsia es un trastorno neurológico crónico del sueño que se caracteriza por una incapacidad del cerebro para regular adecuadamente los ciclos sueño-vigilia, lo que provoca una intrusión del sueño REM en la vigilia.

21.1 Síntomas principales (la "tétrada narcoléptica")

- Somnolencia excesiva diurna (SED).
- Cataplejía (solo en narcolepsia tipo 1).
- Parálisis del sueño.
- Alucinaciones hipnagógicas/hipnopómpicas.

1. Somnolencia excesiva diurna (SED)

La SED es una necesidad abrumadora e incontrolable de dormir durante el día, incluso después de haber dormido bien por la noche. Ocurre porque el cerebro narcoléptico no puede mantener un estado de vigilia estable. El paciente tiene una pérdida de orexina (neurotransmisor de la alerta), lo que hace que el cerebro caiga en sueño REM de forma repentina, como si cruzara el umbral del sueño sin transición.

¿Cómo se presenta?

- Episodios de "ataques de sueño": la persona se duerme repentinamente en medio de una conversación, comiendo, en clase o conduciendo (peligroso).
- Microsueños: lapsos de 5–30 segundos en los que el cerebro entra en modo REM sin que la persona lo note.

Ejemplo

Una persona está trabajando frente al ordenador y de pronto se queda dormida 10 minutos, sin poder resistirse. Al despertar ni recuerda haberse dormido.

2. Cataplexia

La cataplexia es una pérdida repentina del tono muscular desencadenada por emociones intensas, como la risa, la sorpresa, el miedo, la ira o incluso el placer. Ocurre por una activación inapropiada de la parálisis muscular típica del sueño REM, mientras la persona está despierta. Está relacionada directamente con la falta de orexina, que regula el equilibrio entre sueño y vigilia.

¿Qué pasa?

- Puede afectar partes del cuerpo (mandíbula, cuello, piernas) o todo el cuerpo, lo que provoca un colapso completo.
- Dura segundos o minutos.
- Conciencia preservada: la persona sabe lo que está ocurriendo, pero no puede moverse ni hablar.

Ejemplo

Una persona se ríe fuertemente por un chiste y, de repente, se le caen los hombros, la cabeza o incluso se desploma sin perder la conciencia.

3. Parálisis del sueño

La parálisis del sueño es la incapacidad temporal de mover el cuerpo o hablar justo al quedarse dormido (hipnagógica) o al despertarse (hipnopómpica). Se presenta cuando el cuerpo sigue bajo los efectos de la atonía muscular del sueño REM (una parálisis fisiológica para evitar que actuemos los sueños), pero la conciencia ya está activa. Esto ocurre con más frecuencia en la narcolepsia y puede causar miedo.

¿Cómo se siente?

- La persona está despierta pero paralizada.
- A menudo está acompañada de sensación de opresión en el pecho.
- El paciente tiene dificultad para respirar o siente presencias amenazantes (sombra, voces o ruidos).

Ejemplo

Una persona se despierta y siente que algo lo está mirando o se sienta sobre su pecho. Quiere movertse o gritar, pero no puede. Pasan unos segundos (que parecen eternos) y, de pronto, recupera el movimiento.

4. Alucinaciones hipnagógicas/hipnopómpicas

Son experiencias perceptivas muy vívidas (visuales, auditivas o táctiles) que ocurren al iniciar el sueño (hipnagógicas) o al despertar (hipnopómpicas). Se presenta cuando el cerebro entra en fase REM demasiado pronto o de forma errática, lo que permite que los sueños ocurran mientras la persona está semiconsciente. Estas alucinaciones REM se "cuelan" en la vigilia y crean experiencias intensamente reales.

¿Cómo se manifiestan?

- El individuo ve figuras, sombras, animales o luces.
- Oye voces, pasos o susurros.
- Siente que algo toca su cuerpo, lo empuja o se sube sobre él.

Ejemplo

Justo cuando alguien se está quedando dormido, ve a una persona parada junto a su cama o siente que lo llaman por su nombre... pero no hay nadie.

21.2 Conexión entre los cuatro síntomas

Todos estos síntomas tienen una raíz común: el sistema REM se activa de forma inapropiada y desorganizada, especialmente por la pérdida de orexina. El cerebro de un narcoléptico mezcla estados de sueño y vigilia, lo que provoca experiencias confusas e intrusivas.

Etiología

Narcolepsia tipo 1 (con cataplexia)

- Está asociada a la pérdida de neuronas hipotalámicas que producen orexina/hipocretina, una neurohormona que regula la vigilia.

- Puede tener un componente autoinmune, posiblemente activado por virus como la gripe H1N1.

Narcolepsia tipo 2 (sin cataplexia)

- Etiología menos clara; las neuronas productoras de orexina están preservadas, pero hay disfunción de mecanismos REM.

Fisiopatología

- El cerebro de una persona con narcolepsia entra prematuramente en la fase REM, incluso al quedarse dormido durante el día.
- Se observa latencia REM corta (<15 min) y frecuentes intrusiones REM durante la vigilia.
- La pérdida de orexina desestabiliza los circuitos que mantienen la vigilia estable, lo que genera somnolencia súbita y episodios de parálisis/cataplejía.

21.3 Tratamientos, pruebas y medicamentos actuales

A. Estimulantes para la somnolencia diurna

Medicamento	Mecanismo	Efecto
Modafinilo / Armodafinilo	Actúa en dopamina (inhibición del transportador DAT)	Aumenta alerta sin causar euforia ni rebote
Metilfenidato / Anfetaminas	Estimula dopamina y noradrenalina	Alta eficacia pero más riesgo de dependencia
Pitolisant	Agonista inverso del receptor H3 de histamina	Promueve vigilia de forma más fisiológica

B. Medicamentos para cataplexia, parálisis y alucinaciones

Medicamento	**Mecanismo**	**Efecto**
Oxibato de sodio (GHB)	Induce el sueño profundo y regula REM	Mejora todos los síntomas; se toma en dos dosis nocturnas
Antidepresivos tricíclicos (clomipramina)	Suprimen REM	Disminuyen la cataplexia
ISRS/IRSN (fluoxetina, venlafaxina)	Inhiben REM	Reducen la frecuencia e intensidad de la cataplexia y las alucinaciones

Para controlar la narcolepsia se pueden usar los siguientes medicamentos:

- Modafinilo: aumenta la dopamina en áreas específicas (sin gran riesgo de abuso).
- Oxibato de sodio: regula la arquitectura del sueño, especialmente el sueño profundo (N3) y ayuda a estabilizar los ciclos.
- Antidepresivos: al suprimir el REM, reducen los fenómenos intrusivos como las alucinaciones y la cataplexia.

Para lograr un diagnóstico certero se recomienda realizar los siguientes exámenes:

- Polisomnografía nocturna (PSG): detecta la fragmentación del sueño y las entradas tempranas a REM.
- Test de Latencias Múltiples de Sueño (TLMS): mide el tiempo que una persona tarda en dormirse y si entra en REM en siestas.

- Medición de orexina en LCR: es baja o indetectable en la narcolepsia tipo 1.

Si la persona aspira a un manejo integral de la narcolepsia se aconseja hacer algunos cambios en el estilo de vida, tales como: mantener rutinas estrictas de sueño, hacer siestas breves programadas, buscar apoyo psicológico y evitar el consumo de alcohol, cafeína y la realización de turnos nocturnos.

21.4 Narcolepsia en el arte, la literatura y el cine

Salvador Dalí utilizaba "microsueños narcolépticos" para inspirarse, incluso usando una cuchara y un plato para despertar justo al caer dormido (estado hipnagógico) (figura 28).

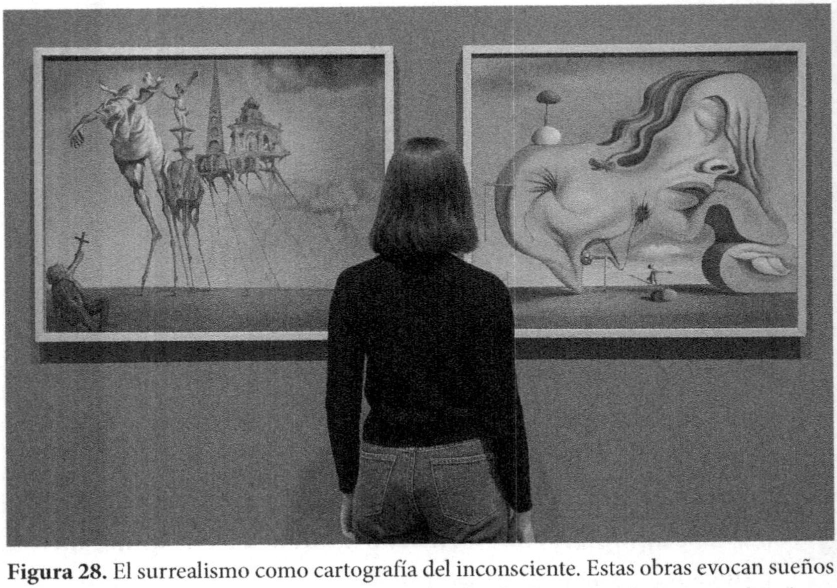

Figura 28. El surrealismo como cartografía del inconsciente. Estas obras evocan sueños lúcidos, cuerpos imposibles y paisajes mentales donde el tiempo y la lógica se disuelven. El arte surrealista convierte el sueño en territorio de exploración visual. El rostro del sueño, según el inconsciente. Las figuras distorsionadas, los paisajes flotantes y los símbolos sexuales son expresión de lo reprimido, según el psicoanálisis. En el surrealismo el sueño no es escape: es revelación.

En la novela *La casa de los espíritus*, de Isabel Allende, un personaje sufre una especie de narcolepsia y duerme por semanas, como metáfora del retiro del alma. En *Kafka en la orilla,* su autor Haruki Murakami explora alteraciones del estado de conciencia y episodios de sueño-vigilia borrosos que evocan experiencias narcolépticas (figura 29).

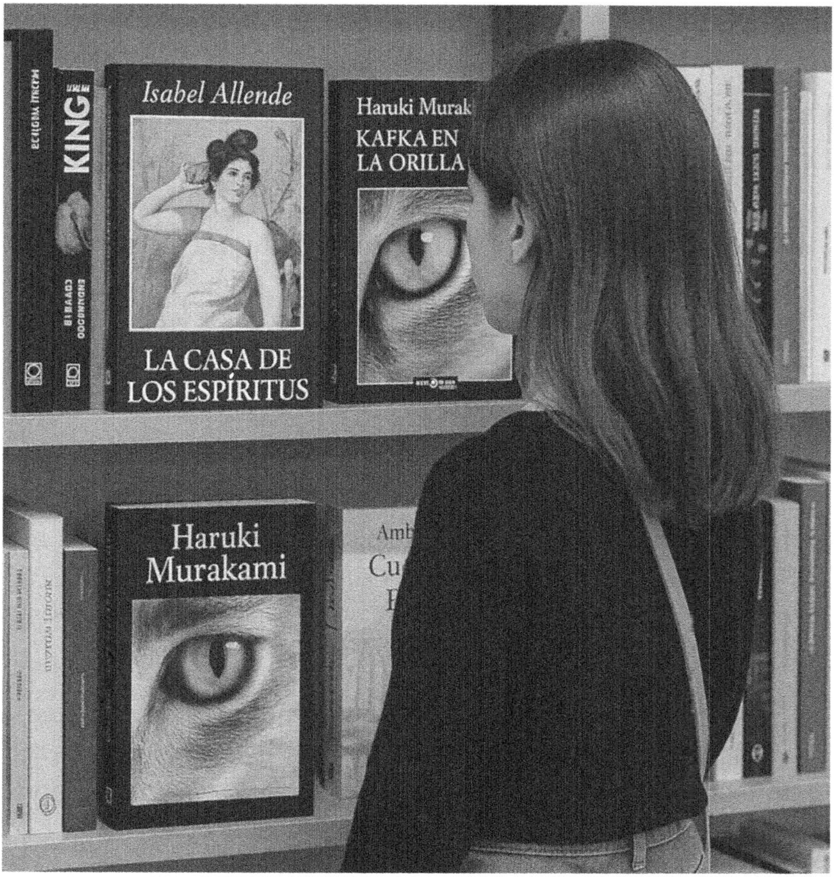

Figura 29. Obras como *La casa de los espíritus*, de Isabel Allende, o *Kafka en la orilla,* de Haruki Murakami, exploran los límites entre el sueño y la vigilia, y muestran cómo estas alteraciones pueden transformar la percepción, la memoria y la experiencia emocional, invitando al lector a reflexionar sobre lo que ocurre cuando el descanso se vuelve inalcanzable.

Mi vida sin mí (2003) y *El maquinista* (2004) muestran trastornos del sueño, aunque no narcolepsia exactamente. Ambas evocan el desconcierto entre realidad y sueño.

En *Narcolepsia* (corto, 2005) se retrata la dificultad de un joven para mantener su vida activa con ataques de sueño y cataplexia (figura 30).

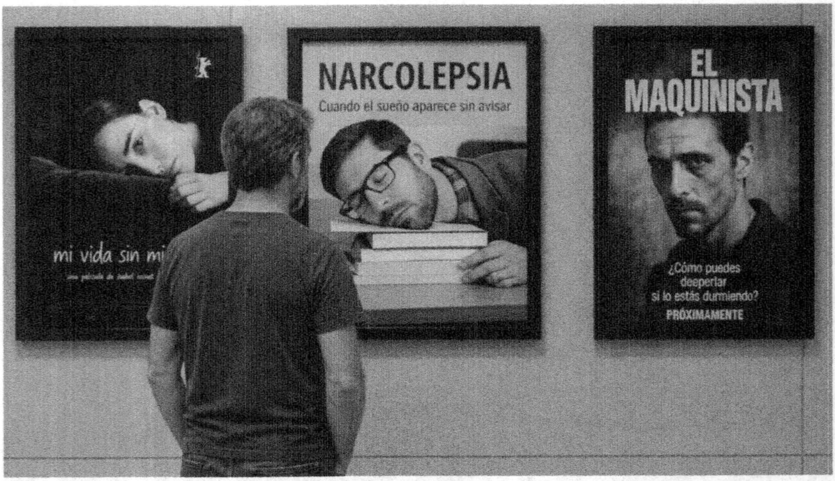

Figura 30. Espectador observa carteles de películas que evocan distintas dimensiones de los trastornos del sueño. *El maquinista* retrata el insomnio extremo y sus efectos psicológicos; *Narcolepsia* alude a la somnolencia incontrolable y desconexión diurna y *Mi vida sin mí* explora la introspección silenciosa desde un cuerpo fatigado. Una escena que invita a reflexionar sobre cómo el cine pone rostro a lo invisible: el agotamiento, el desvelo y la lucha interna por descansar.

La narcolepsia puede verse como una ruptura del velo entre la vigilia y el sueño. El mundo onírico invade el mundo consciente, como si el alma no pudiera esperar al descanso nocturno. En la mitología griega, Hipnos (sueño) y Thanatos (muerte) son hermanos. En narcolepsia, es como si Hipnos viniera sin ser llamado a interrumpir la danza de la vida.

En conclusión, la narcolepsia no es solo una enfermedad neurológica, sino también una invitación a reflexionar sobre los límites entre lo consciente y lo inconsciente. Requiere un enfoque médico, psicológico, social y, quizás, también espiritual.

PARTE VII.

El futuro del estudio del sueño

Aquello que hoy llamamos sueño, mañana puede ser el laboratorio donde se despierte una nueva forma de conciencia.

CAPÍTULO 22
Sueño, conciencia y estados alterados

22.1 El sueño como laboratorio natural de la conciencia

Los estudios modernos de la conciencia ya no se limitan a la vigilia. El sueño se ha convertido en un laboratorio privilegiado, pues allí se modifican, disuelven o reorganizan los contenidos de la mente sin necesidad de estímulos externos.

22.2 Enfoques contemporáneos

- Neurofenomenología (Francisco Varela): propone un diálogo entre ciencia y experiencia subjetiva. El sueño es un campo ideal para explorar la "primera persona" y la "tercera persona" de la conciencia simultáneamente.
- Teoría de la información integrada (Tononi): el sueño REM reduce la conectividad entre sistemas cerebrales, lo que genera una conciencia fragmentada, pero altamente simbólica.
- Teoría del espacio de trabajo global (Baars): en el sueño no REM, la mente "se desconecta" del acceso consciente global, pero en el REM ciertos sistemas simbólicos se reactivan.

22.3 El sueño lúcido como estado híbrido

- Los sueños lúcidos son estados donde la persona toma conciencia de que está soñando y mantiene la percepción interna mientras actúa deliberadamente.
- Estudios con resonancia funcional muestran activación del córtex prefrontal dorsolateral, normalmente desactivado en el sueño REM. Esto sugiere que los sueños lúcidos reactivan el yo narrativo reflexivo.

Implicación filosófica: El sueño lúcido permite observar cómo se construye la realidad desde dentro, lo que puede tener implicaciones no solo terapéuticas, sino ontológicas: ¿Qué es lo "real"? ¿Qué es el "yo"?

22.4 Sueño y estados ampliados de conciencia

- El sueño ha sido comparado con estados meditativos profundos, hipnosis, trances chamánicos e, incluso, con experiencias cercanas a la muerte.
- La neurodinámica del sueño REM es similar a la producida por psicodélicos como el DMT (liberado endógenamente en la glándula pineal): imágenes vívidas, disolución del ego y sentido de viaje.

Perspectiva integradora: El estudio del sueño puede converger con las neurociencias contemplativas, abriendo la posibilidad de cartografiar la conciencia humana desde el interior, sin necesidad de sustancias externas.

CAPÍTULO 23
Avances tecnológicos y científicos

23.1 Nuevas herramientas de exploración del sueño

1. **Polisomnografía avanzada**
- Ya no solo mide electroencefalograma, electrooculograma y electromiografía. Se incorporan variables como temperatura cerebral, conectividad funcional, microdespertares y patrones cerebrales predictivos.
2. **Neuroimagen funcional (resonancia megnética funcional, PET, EEG de alta densidad)**
- Permite estudiar la dinámica neuronal durante el sueño sin interrumpirlo.
- Se han mapeado los circuitos de la memoria emocional durante el REM.
- Se trabaja en "descifrar sueños" a través de reconstrucción de patrones visuales.
3. **Neuroestimulación del sueño**
- tDCS (estimulación transcraneal de corriente directa): utilizada para inducir sueños lúcidos o sueño profundo.
- Estimulación acústica en fase lenta: mejora la consolidación de la memoria y la sinaptogénesis.
- Estimulación magnética rítmica: acopla el cerebro a ritmos reparadores (como las ondas delta).
4. **Interfaces cerebro-máquina para el sueño**
- Se está explorando la posibilidad de registrar, inducir o alterar sueños mediante BCI (del inglés *Brain-Computer Interfaces*).
- Algunos laboratorios trabajan en implantar señales sensoriales artificiales durante el sueño (olfativas, sonoras o visuales) para modificar la narrativa onírica.
5. **Proyectos relevantes**
- *Dream Engineering (MIT Media Lab)*: tecnologías para influir en los contenidos oníricos (*Targeted Dream Incubation*).

- *iBand+*, *Dreem*, *Muse S*: dispositivos portátiles que monitorean y modulan el sueño en tiempo real.

6. **Inteligencia artificial y análisis onírico**

- Algoritmos de *machine learning* pueden analizar grandes volúmenes de registros oníricos para identificar patrones emocionales, simbólicos o diagnósticos.
- Se han desarrollado prototipos de intérpretes oníricos digitales, capaces de detectar tendencias recurrentes, núcleos arquetípicos y temáticas personales.

Reflexión crítica: ¿Hasta qué punto podemos mapear el alma con datos? ¿Puede una máquina interpretar lo que un símbolo significa para el soñador?

23.2 *Biohacking* del sueño: ¿una nueva forma de alquimia?

- Suplementos de última generación: magnesio liposomado, GABA sublingual, teanina, ashwagandha KSM-66, melatonina lipofílica, nootrópicos nocturnos.
- Dieta cronobiológica: comer según ciclos de luz.
- Cronotipos personalizados basados en genética (PER3, CLOCK, BMAL1).
- Manipulación genética del sueño: se estudian variantes de genes que permiten dormir menos sin deterioro (DEC2). ¿Una humanidad postsueño?

23.3 El sueño como frontera cósmica

Lo que el sueño revela sobre nosotros aún no ha sido plenamente comprendido. Durante milenios dormir fue un misterio sagrado. Hoy la ciencia se acerca con sondas, electrodos y algoritmos, sin saber que lo que está tocando no es solo un cerebro en reposo, sino un universo simbólico en expansión.

El futuro del estudio del sueño no es solo tecnológico. Es ontológico y espiritual. Nos invita a reformular qué entendemos por conciencia, qué es lo real, qué es la mente y qué es el alma. Quizás, al comprender por qué dormimos, podamos entender finalmente quiénes somos cuando despertamos.

PARTE VIII.

Dimensiones subconscientes, creativas y espirituales del sueño

El sueño es el teatro donde el alma ensaya
el sentido de su vida secreta.

CAPÍTULO 24
¿Por qué olvidamos los sueños?

24.1 Mecanismos neurobiológicos del olvido

La neurociencia sugiere que el olvido onírico se debe a una combinación de factores neuroquímicos y funcionales: durante el sueño REM, el hipocampo —centro de consolidación de la memoria episódica— tiene una actividad reducida.

Al mismo tiempo, la acetilcolina está elevada, pero la noradrenalina está suprimida, lo que dificulta la fijación de recuerdos. En otras palabras, soñamos en un estado neuroquímico diseñado para imaginar, no para recordar. Dormir es cruzar un río sin mapa. Recordar es nadar contra su corriente.

24.2 ¿Protección emocional del yo psíquico?

Freud habló del "trabajo del sueño" como un mecanismo de censura: el inconsciente se expresa en forma disfrazada, y lo más perturbador se disuelve antes del despertar.

El olvido sería una defensa: olvidamos lo que el yo no puede integrar aún.

La mente inconsciente no trabaja para informar, sino para transformar. Si el sueño cumple su función emocional, no necesita ser recordado.

24.3 Mente consciente vs. subconsciente: fronteras permeables

Al despertar la conciencia racional se reinstala. Pero el lenguaje simbólico del sueño no pertenece a esa lógica. Es como intentar traducir poesía a álgebra. El lenguaje onírico es metafórico, atemporal y multidimensional. El olvido no es falla: es frontera. Y solo a veces, por breves segundos, se nos permite cruzarla con un recuerdo en la mano.

24.4 Sueños como mensajeros simbólicos

Jung afirmaba que los sueños son cartas que el inconsciente nos envía cada noche. Pero la mayoría de nosotros no las abrimos. El subconsciente utiliza imágenes arquetípicas, escenarios cargados de emoción, símbolos universales. Un espejo roto no es solo un objeto: es una advertencia del alma. Un tren perdido, un mar desbordado, una escalera que no acaba... son mensajes encriptados de lo que aún no ha sido dicho.

24.5 El subconsciente como guardián de memorias y emociones

El subconsciente almacena lo reprimido, lo olvidado, lo negado. Durante el sueño, puede liberar estas cargas en forma de símbolos, para que la psique los procese. Sueños de exámenes, de caída, de desnudez pública… son metáforas de vulnerabilidad, miedo o autojuicio.

24.6 ¿Puede un sueño liberarse años después?

Hay sueños que permanecen latentes, esperando una clave interior para ser activados. Una emoción, una canción, un aroma pueden desbloquear un recuerdo onírico antiguo que nunca fue registrado conscientemente. Esos sueños actúan como semillas arquetípicas y germinan cuando el alma está lista.

CAPÍTULO 25
Técnicas para recordar los sueños y sombras del plano mental

25.1 Diario de sueños y ejercicios de evocación

- Escribir los sueños al despertar entrena la memoria onírica.
- Incluso escribir "no recuerdo nada" genera un vínculo simbólico con el subconsciente.
- Técnicas:
  - Reactivación sensorial (mantener la misma posición al despertar).
  - Repetición de frases antes de dormir: "Esta noche recordaré mis sueños".
  - Evocación inversa: recordar desde el final hacia atrás.

25.2 Suplementos, sonidos, rituales y afirmaciones

- Suplementos: colina, galantamina, B6, ajenjo, GPC.
- Sonidos: binaurales en ondas theta o delta, música isocrónica.
- Rituales: sahumerios nocturnos, baños simbólicos, palabras intencionales antes de dormir.

Recordar sueños es un arte, no una técnica. Es abrir un canal entre mundos.

25.3 Hipnosis, meditación y programación onírica

- La meditación de atención plena mejora el recuerdo de sueños.
- La programación onírica consiste en sembrar un contenido antes de dormir: un problema, una pregunta, un símbolo.

Ejemplo de ritual: "¿Qué parte de mí aún no he escuchado? Muéstramelo en sueños".

25.4 Arquetipos, sombras junguianas y sueños inquietantes

- La sombra es el lado reprimido del yo.
- Aparece en los sueños como figuras oscuras, agresores, monstruos o enemigos.
- En realidad es la parte de ti que has excluido y pide integración.

¿Qué intenta mostrarnos lo reprimido? El sueño no acusa: señala. El contenido reprimido busca ser reconocido y resignificado. Lo que temes en sueños es lo que te falta por integrar en la vigilia.

25.5 El sueño como espejo del inconsciente colectivo

Muchos símbolos son transculturales: la serpiente, el laberinto, el abismo, el fuego, la madre o el héroe. Jung llamó a esto el inconsciente colectivo, la matriz arquetípica común a toda la humanidad. Cuando sueñas con el diluvio, no solo sueñas tú: sueña el mundo a través de ti.

CAPÍTULO 26
Desarrollo de la intuición a través del sueño

26.1 Sueños intuitivos versus sueños lógicos

- El sueño no argumenta: revela.
- La lógica del día es lineal. La intuición onírica es no-lineal, emocional y resonante.
- Un sueño puede anticipar una verdad que la razón aún no ha comprendido.

26.2 Creatividad onírica y resolución de problemas

- Mendeléyev soñó con la tabla periódica.
- Paul McCartney compuso *Yesterday* en un sueño.
- Einstein visualizó la relatividad como un viaje en haz de luz en un estado hipnagógico.

26.3 El sueño como brújula interior

- Los sueños pueden confirmar, advertir y orientar.
- A veces el alma ya decidió algo, pero el yo consciente aún duda. El sueño lo manifiesta en imágenes.
- Soñar no solo refleja el presente: ayuda a diseñar el futuro interior.

26.4 Melatonina y ritmos circadianos

- La glándula pineal regula la producción de melatonina, hormona maestra del ciclo sueño-vigilia.
- Responde a la oscuridad.
- Las alteraciones por uso de luz artificial, por estrés o por la edad afectan su funcionamiento.

26.5 ¿Centro espiritual o místico de la conciencia?

- Descartes la llamó "el asiento del alma".
- En muchas tradiciones es el "ojo interno", la antena espiritual.
- La pineal podría secretar dimetiltriptamina (DMT), sustancia visionaria endógena.

26.6 Relación con la visión interior y los sueños lúcidos

- La activación pineal está asociada a estados místicos, visiones y sueños lúcidos profundos.
- Técnicas como la meditación, la oscuridad total y ciertos ayunos aumentan su sensibilidad.
- Es la glándula del sueño consciente, del despertar dentro del sueño.

CAPÍTULO 27
Sueños que cambiaron la historia

27.1 Mendeléyev y la organización de los elementos químicos

A lo largo de la historia, numerosos descubrimientos científicos, obras artísticas y avances tecnológicos han nacido no de la vigilia consciente, sino del mundo onírico.

Uno de los casos más asombrosos es el del químico ruso Dmitri Ivánovich Mendeléyev, quien en el siglo XIX soñó con una organización lógica de los elementos químicos que daría lugar a la base del conocimiento moderno de la química: la tabla periódica de los elementos.

27.1.1 El contexto histórico y personal

En la segunda mitad del siglo XIX los científicos ya habían descubierto más de 60 elementos, pero no existía una forma clara de ordenarlos ni de entender sus relaciones. Mendeléyev, apasionado por encontrar un sistema coherente, llevaba días trabajando intensamente y con gran agotamiento mental, escribiendo y reorganizando tarjetas con las propiedades de cada elemento.

Según reconoció el propio Mendeléyev: "Me pasé todo el día pensando en cómo organizar los elementos y no logré nada. Me fui a dormir y, en sueños, vi una tabla donde todos los elementos caían en su lugar. Me desperté y lo anoté en un papel" (figura 31).

27.1.2 El sueño como herramienta de integración mental

Este relato es un ejemplo clásico de cómo el cerebro, durante el sueño (especialmente en las fases REM), continúa procesando información inconsciente, integrando patrones, completando estructuras y revelando conexiones ocultas. El sueño de Mendeléiev no fue una revelación mística aislada, sino una síntesis inconsciente de su conocimiento consciente previo que emergió en un momento de descanso mental.

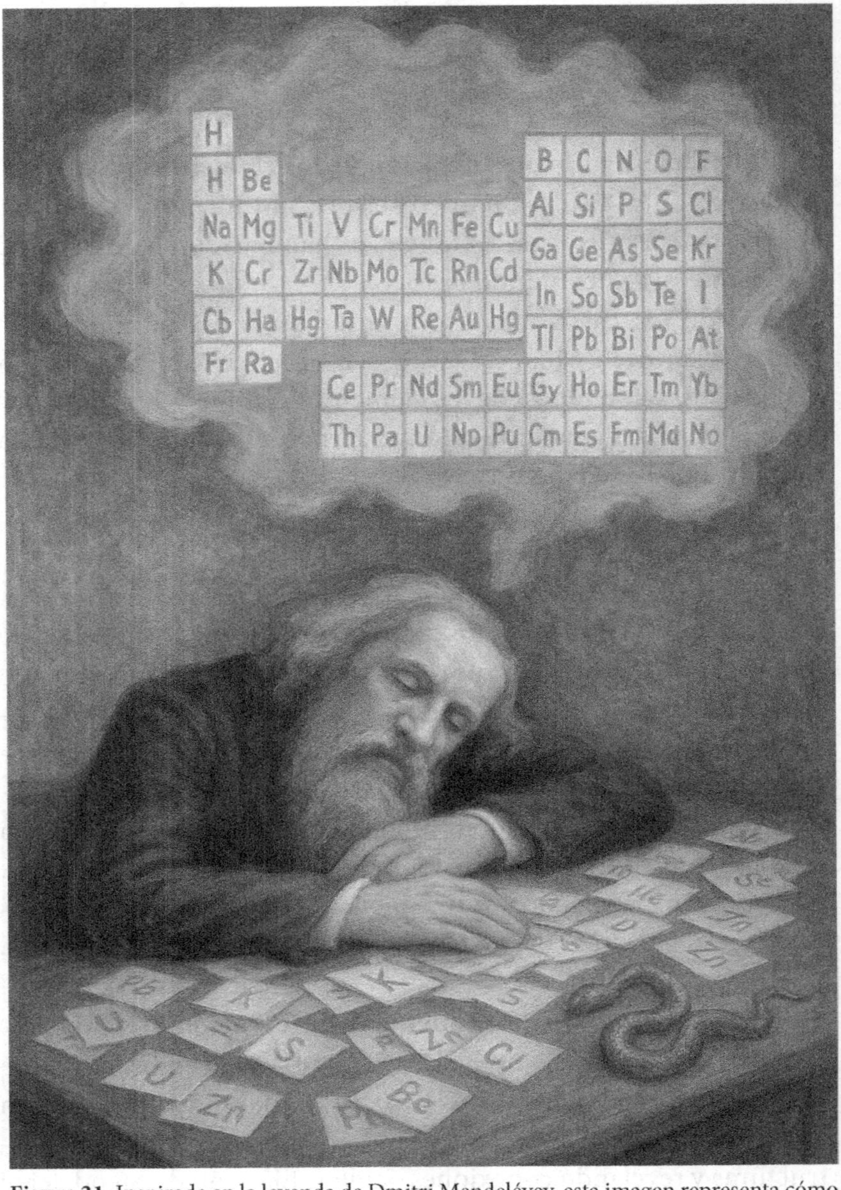

Figura 31. Inspirada en la leyenda de Dmitri Mendeléyev, esta imagen representa cómo el sueño puede ser un terreno fértil para descubrimientos científicos. Se dice que el químico visualizó la tabla periódica en un sueño. Esta escena lo retrata con la mente activa mientras duerme, lo que simboliza cómo el inconsciente organiza ideas complejas. Una metáfora poderosa del vínculo entre descanso, intuición y avance del conocimiento.

¿Por qué ocurrió durante el sueño? El cerebro en estado onírico tiene acceso a conexiones no lineales y asociaciones libres. Al liberarse del juicio racional inmediato, permite el surgimiento de soluciones inesperadas.

27.1.3 El impacto histórico de su sueño

El resultado de aquel sueño fue la primera versión coherente de la tabla periódica, publicada en 1869. Lo más impresionante fue que dejó espacios vacíos para elementos aún no descubiertos, prediciendo con precisión sus propiedades, lo que confirmó más tarde la validez de su visión.

El sueño de Mendeléyev no solo cambió la historia de la química sino que también:

- Revolucionó la educación científica.
- Permitió el descubrimiento de nuevos elementos como el galio, el germanio y el escandio.
- Estableció una base para la física cuántica y la comprensión de la estructura atómica.

27.2 Kekulé: del sueño al descubrimiento científico

El poder simbólico de los sueños no solo ha servido para revelar emociones ocultas o traumas inconscientes. En algunos casos ha ofrecido soluciones científicas complejas mediante imágenes cargadas de arquetipos.

Este fue el caso de Friedrich August Kekulé, quien soñó con una serpiente que se mordía la cola, imagen ancestral conocida como ouroboros, y que le reveló la estructura cíclica del benceno, uno de los descubrimientos más importantes en la historia de la química orgánica.

27.2.1 Contexto histórico y científico

En el siglo XIX los químicos sabían que el benceno (C_6H_6) existía y poseía propiedades inusuales, pero su estructura molecular era un enigma. No se ajustaba a los modelos lineales conocidos. Kekulé, un químico alemán intensamente involucrado en comprender la arquitectura de los compuestos orgánicos, llevaba años tratando de resolver este enigma.

En 1865, tras un día de trabajo agotador, se durmió en un carruaje mientras viajaba por Londres, y tuvo un sueño que lo cambiaría todo.

27.2.2 El sueño: el símbolo como revelación

"Volaban los átomos ante mis ojos, giraban y danzaban, y he aquí que una serpiente se mordía la cola. Desperté como iluminado".

Este relato, narrado por el propio Kekulé años después, muestra cómo una imagen profundamente simbólica —el ouroboros, símbolo de eternidad y del ciclo sin fin— sirvió como representación visual y estructural de la molécula en forma de anillo del benceno.

27.2.3 Del símbolo al modelo molecular

Kekulé interpretó esa visión como un anillo cerrado de seis átomos de carbono, cada uno enlazado con uno de hidrógeno, lo que dio lugar a la estructura cíclica del benceno. Esto rompía con el pensamiento lineal imperante y abrió una nueva era en la química aromática (figura 32).

Este descubrimiento fue fundamental para:

- La creación de nuevos compuestos sintéticos.
- El desarrollo de la química del carbono.
- Las bases de la industria farmacéutica y de colorantes.
- El nacimiento de la química moderna del petróleo.

27.2.4 El ouroboros: puente entre ciencia y mito

Lo más asombroso de esta historia es que una imagen arquetípica del inconsciente colectivo —la serpiente que se muerde la cola— fue capaz de convertirse en una herramienta científica.

Esto demuestra cómo el sueño puede acceder a estructuras mentales universales, capaces de vincular:

- Simbología antigua y modelo científico.
- Inconsciente profundo y razón científica.

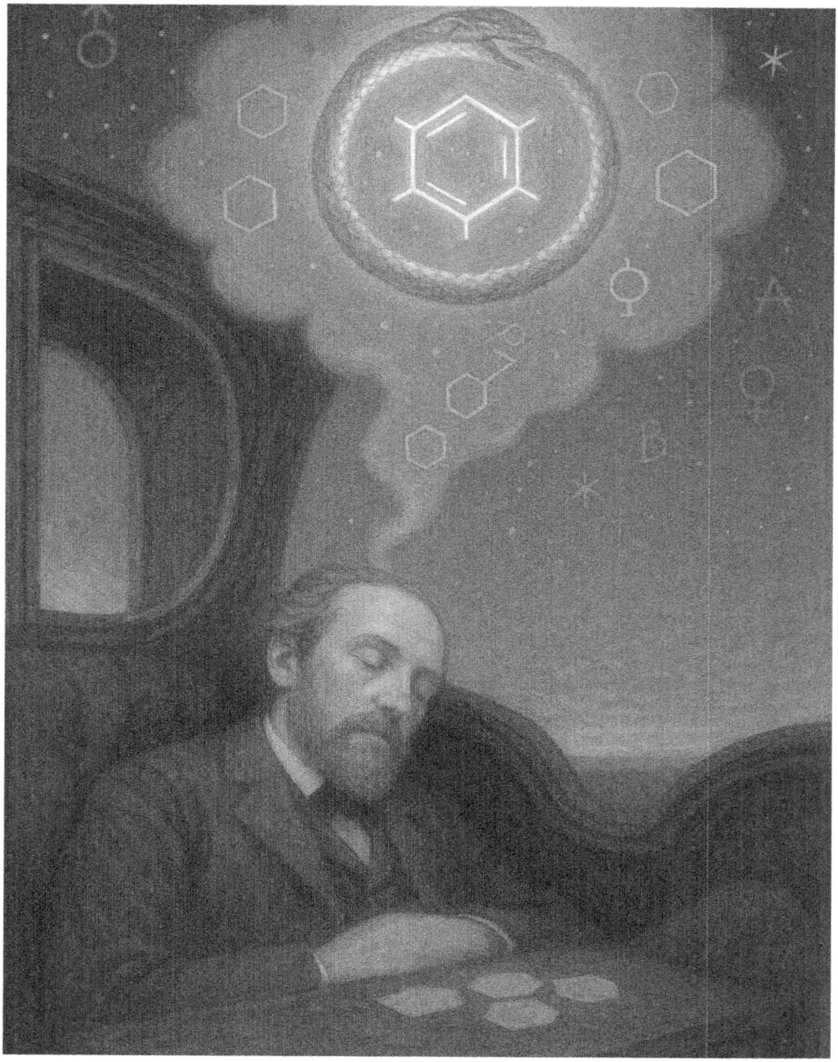

Figura 32. Inspirada en la famosa anécdota de August Kekulé, esta imagen representa el momento en que, dormido en un carruaje, soñó con una serpiente que se mordía la cola —símbolo del ouroboros— y que lo condujo a imaginar la estructura cíclica del benceno.

No fue casual que el sueño de Kekulé recurriera a un símbolo milenario: el ouroboros aparece desde el antiguo Egipto hasta la alquimia renacentista, siempre relacionado con la unidad, la totalidad y el eterno retorno. El benceno, curiosamente, es una molécula cíclica estable, autorreferencial, como el ouroboros.

27.2.4 Los sueños como lenguaje del conocimiento profundo

La historia de Kekulé no solo confirma que los sueños pueden ser fuente de soluciones científicas, sino que nos invita a reconsiderar los límites entre razón y visión, entre símbolo y conocimiento empírico.

Cuando el pensamiento lógico no basta, el inconsciente toma el relevo. En la danza de los átomos y los símbolos el sueño revela lo que la lógica aún no puede decir.

27.3 Mary Shelley: el sueño de Frankenstein

En el verano de 1816, en una villa suiza junto al lago Lemán, una joven de 18 años tuvo un sueño que marcaría la historia de la literatura. Esa joven era Mary Wollstonecraft Shelley, y su visión nocturna sería el germen de una de las obras más influyentes de todos los tiempos: *Frankenstein o el moderno Prometeo.*

Un sueño, casi una pesadilla, dio vida al primer gran mito de la ciencia moderna: la creación de vida artificial y sus consecuencias éticas. Así nació el monstruo de Frankenstein, símbolo eterno del conflicto entre conocimiento, poder y humanidad.

27.3.1 Contexto histórico y emocional

Mary Shelley (hija de la feminista Mary Wollstonecraft y del filósofo William Godwin) se encontraba ese verano en la Villa Diodati, cerca de Ginebra, acompañada de su esposo Percy Bysshe Shelley, Lord Byron y otros intelectuales.

Ese año el cielo estaba cubierto por las cenizas del volcán Tambora y el clima fue extraño y lúgubre. Llovía casi a diario. Encerrados, se entretenían leyendo historias de fantasmas alemanes y hablando sobre electricidad, galvanismo y las fronteras de la ciencia.

Byron propuso que cada uno escribiera una historia de terror. Mary Shelley, presionada por la imaginación de sus acompañantes, pasó días sin inspiración… hasta que soñó.

27.3.2 El sueño revelador

"Vi, con los ojos cerrados pero con la mente agudamente despierta, a un pálido estudiante de artes profanas arrodillado junto a la cosa que había ensamblado. Vi el horrendo fantasma de un hombre tendido, y entonces, por obra de alguna poderosa máquina, comenzó a mostrar signos de vida".

Así describió Mary su visión nocturna: una creación espantosa, traída a la vida por medio del conocimiento humano. No fue un sueño cualquiera, sino una imagen intensa, simbólica, como una premonición artística que emergía de los temores culturales del momento (figura 33).

27.3.3 La encarnación de una época

El sueño de Mary Shelley fue mucho más que una escena literaria. Fue:

- Una alegoría de la ciencia sin ética, en una era fascinada por los experimentos de electricidad (como los de Luigi Galvani y Giovanni Aldini con cadáveres).
- Una meditación sobre el poder creador y destructor del ser humano.
- Un grito desde el inconsciente femenino sobre el trauma de la creación, la vida y la muerte (Mary había perdido una hija recientemente, y el tema de dar vida y perderla recorre su obra).

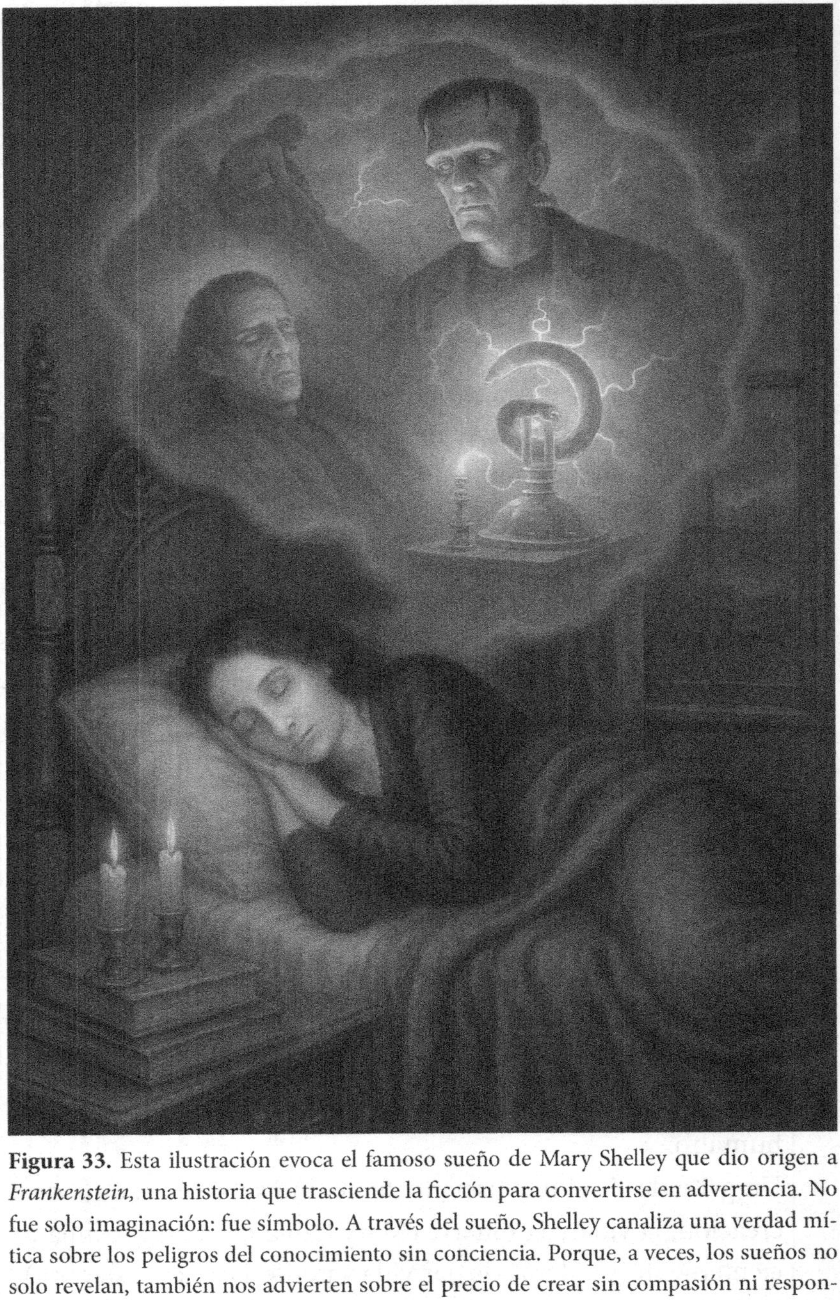

Figura 33. Esta ilustración evoca el famoso sueño de Mary Shelley que dio origen a *Frankenstein,* una historia que trasciende la ficción para convertirse en advertencia. No fue solo imaginación: fue símbolo. A través del sueño, Shelley canaliza una verdad mítica sobre los peligros del conocimiento sin conciencia. Porque, a veces, los sueños no solo revelan, también nos advierten sobre el precio de crear sin compasión ni responsabilidad.

27.3.4 El monstruo, el creador y la sombra

La criatura Frankenstein es un reflejo no solo del creador Víctor Frankenstein, sino también de la sombra colectiva: el temor al progreso desmedido, a jugar a ser dioses, al rechazo del diferente. El sueño de Mary Shelley, como ocurre con los grandes sueños arquetípicos, capturó algo más grande que ella misma: el miedo cultural a lo que aún no comprendíamos.

El libro se publicó en 1818 y, desde entonces, ha inspirado:

- La ciencia ficción moderna.
- La ética médica y biotecnológica.
- Incontables versiones teatrales, cinematográficas y filosóficas.

27.3.5 Cuando el sueño es una advertencia

Mary Shelley no inventó simplemente una historia. Canalizó a través de un sueño un mensaje simbólico para la humanidad, tal como lo hacen los mitos. Su sueño nos recuerda que los grandes avances nacen del deseo, pero también deben incluir conciencia, compasión y responsabilidad. A veces los sueños no solo revelan, también nos advierten.

27.4 René Descartes: de los sueños al método racional

A René Descartes se le considera el padre de la filosofía moderna y uno de los fundadores del método científico. Sin embargo, pocas personas conocen que la semilla de su pensamiento surgió una noche de noviembre de 1619.

En aquel entonces tuvo una serie de tres sueños intensamente simbólicos, que él mismo interpretó como una revelación del destino que debía seguir: establecer un nuevo método de conocimiento basado en la razón. Así, en un giro paradójico pero profundamente humano, la razón moderna nació en el terreno misterioso de los sueños (figura 34).

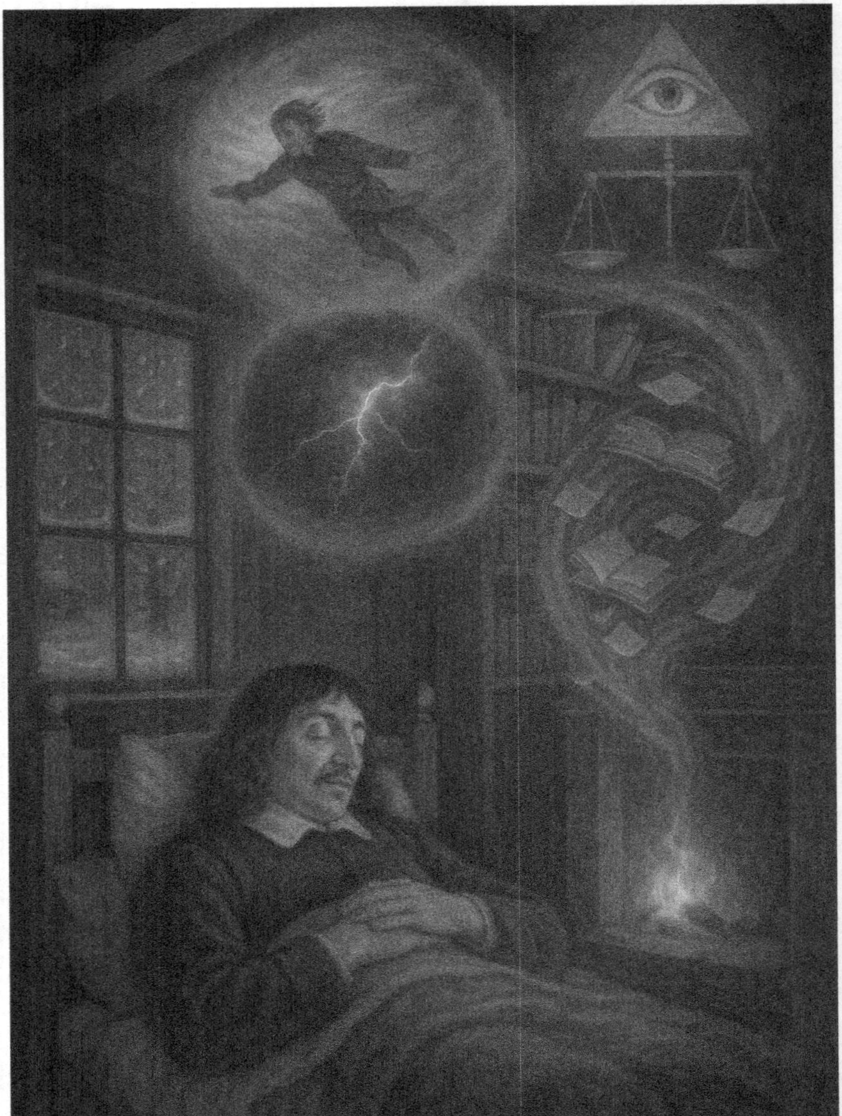

Figura 34. Esta imagen recrea los sueños que René Descartes tuvo en 1619, considerados una revelación del método que transformaría la filosofía y la ciencia. En un entorno cálido pero en contraste con la tormenta exterior, el pensador duerme mientras visiones de luz, conocimiento, justicia y libros flotan a su alrededor. El sueño aquí no es evasión, sino iniciación: una puerta hacia el pensamiento racional y la búsqueda de verdades universales.

27.4.1 El contexto: soledad, invierno y búsqueda

En ese entonces, Descartes tenía solo 23 años y atravesaba un período de búsqueda espiritual y filosófica. Estaba en Alemania, encerrado en una habitación calentada por un horno, durante un invierno particularmente frío. Se hallaba en un retiro voluntario para pensar en los fundamentos del conocimiento. Fue entonces cuando experimentó tres sueños que cambiarían el curso de su vida y de la historia.

Los tres sueños, del 10 de noviembre de 1619, fueron anotados e interpretados por el propio Descartes y han sido objeto de estudio filosófico, esotérico y psicológico. Veamos un resumen de cada uno.

27.4.2 Primer sueño: la tempestad y la caída

Descartes sueña que camina por una calle y es empujado violentamente por el viento. Busca refugio, pero es arrastrado hacia una iglesia. Intenta mantener el equilibrio. Alguien le ofrece un melón y su cuerpo está adolorido.

Interpretación simbólica: este sueño representa el desequilibrio interior, la crisis existencial previa a la revelación. El viento simboliza fuerzas externas (sociales, religiosas, filosóficas) que lo sacuden. El melón podría representar conocimiento fragmentado o alimento espiritual. El dolor físico simboliza el peso del cuerpo y del mundo.

27.4.3 Segundo sueño: el trueno y la luz

Se despierta con un ruido tremendo, como un trueno. Al abrir los ojos, ve chispas de luz atravesar su habitación.

Interpretación simbólica: este momento fue vivido como una iluminación mística. La luz repentina sería la epifanía intelectual, un anuncio divino. Descartes lo interpretó como señal de que algo importante le estaba siendo revelado.

27.4.4 Tercer sueño: el diccionario, el libro y los versos

En este último sueño, Descartes encuentra un diccionario latino y una colección de poemas. Aparece un verso: Quod vitae sectaboriter? (¿Qué camino seguiré en la vida?). También aparece una figura que le da respuestas filosóficas.

Interpretación simbólica: este sueño es la consolidación intelectual. El diccionario representa el lenguaje del conocimiento; los poemas, la belleza de la intuición; y el verso, la gran pregunta de la existencia. La figura simbólica representa al "guía interno" o al logos, que orienta su misión: construir un sistema de pensamiento basado en la razón.

27.4.5 De los sueños al método cartesiano

A la mañana siguiente, Descartes sintió que estos sueños habían sido una revelación enviada por una fuerza superior. Decidió entonces que su vida debía estar dedicada a buscar la certeza absoluta. El resultado de esa misión fue:

- Su célebre frase: *Cogito, ergo sum* ("Pienso, luego existo").
- La obra *Discurso del método* (1637), que fundó el racionalismo moderno.
- Las bases de la geometría analítica y el pensamiento científico occidental.

27.4.6 Razón nacida del misterio

Es profundamente irónico y hermoso que el método racionalista —que luego dominaría la ciencia y la lógica— haya nacido de un sueño cargado de símbolos, emociones y visiones. Lejos de negar el mundo onírico, Descartes lo abrazó como parte de una verdad superior que necesitaba traducirse en lógica. Tal vez no haya contradicción entre soñar y razonar, sino continuidad entre dos lenguajes del alma.

27.5 Gandhi: la consulta de los sueños

Mahatma Gandhi no solo fue un líder político y espiritual de la India, sino también un hombre profundamente conectado con su interior, con la voz de la conciencia y con los símbolos del alma. Su vínculo con los sueños fue frecuente, respetuoso y determinante: los consideraba mensajes del inconsciente, de la verdad interior e incluso de lo divino (figura 35).

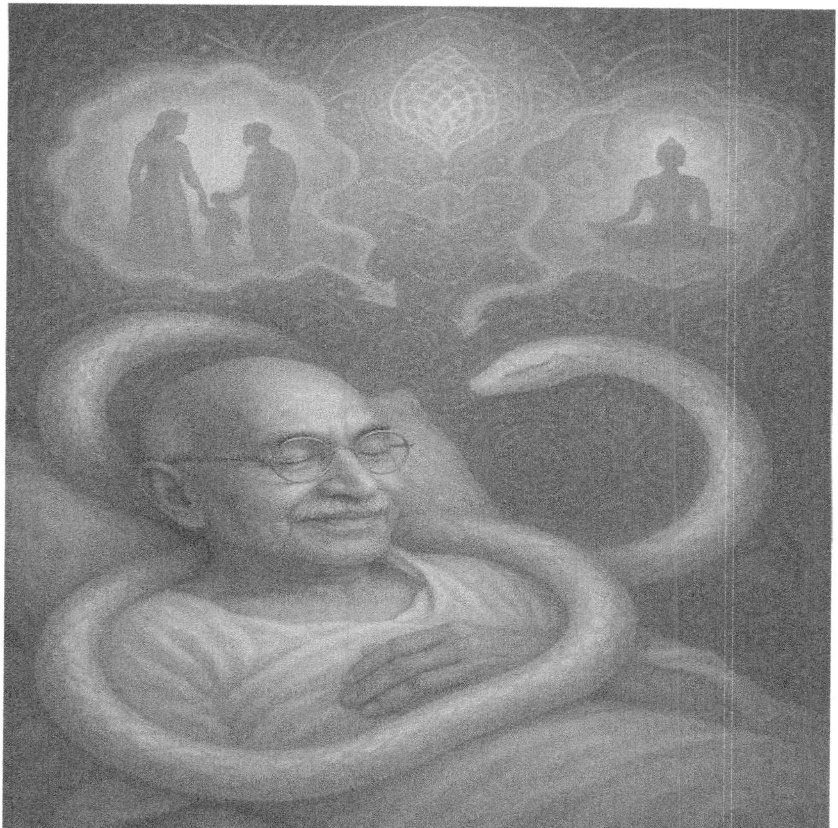

Figura 35. La imagen representa a Mahatma Gandhi en un estado de sueño profundo o meditación, envuelto por una serpiente dorada que simboliza la energía vital y la transformación. Sobre él se proyectan visiones de unidad familiar, sabiduría espiritual y expansión de conciencia, como reflejo de una vida dedicada a la verdad, la paz y la compasión. Un homenaje al poder del sueño como puente entre el mundo interior y los ideales universales.

Para Gandhi los sueños eran espacios sagrados donde podía escuchar el satya —la verdad— más allá del ruido del mundo. En más de una ocasión, tomó decisiones clave luego de consultar sus sueños, y lo dejó escrito en sus cartas y diarios.

27.5.1 El sueño como brújula espiritual y política

A diferencia de casos como Mendeléyev o Kekulé, donde un solo sueño generó una gran revelación, Gandhi integraba los sueños como parte habitual de su proceso de discernimiento. En su filosofía de vida, que combinaba el hinduismo, el jainismo, el cristianismo y el pensamiento tolstoyano, los sueños eran un campo de diálogo entre el alma y el cosmos.

Gandhi escribió: "He sido guiado por sueños que me mostraban caminos cuando la razón se confundía".

27.5.2 Ejemplos de decisiones influenciadas por sus sueños

1. **Ayuno político y no violencia**

En momentos de gran tensión, cuando sus seguidores exigían violencia o respuestas agresivas ante el colonialismo británico, Gandhi soñó que una serpiente lo rodeaba pero no lo atacaba. Interpretó esto como una señal de que debía permanecer firme en el camino de la no violencia (ahimsa), incluso cuando lo rodeara el peligro.

2. **Renuncia a una marcha**

Durante una de las campañas de desobediencia civil, Gandhi soñó que marchaba con miles de personas, pero que un abismo se abría frente a él. Se despertó profundamente afectado. Al día siguiente, canceló la movilización, diciendo que el sueño le había advertido que ese momento aún no era el correcto. Varios días después, estalló la violencia en otras regiones y la decisión de Gandhi evitó una tragedia mayor.

3. Reconciliación entre hindúes y musulmanes

En sus últimos años Gandhi soñó que las aguas del Ganges y del Indo se unían en paz. Interpretó este símbolo como un llamado a reconciliar las comunidades religiosas enfrentadas, justo cuando la India vivía momentos intensos de división. Este sueño lo inspiró a realizar actos simbólicos de unión y ayuno por la paz interreligiosa.

27.5.3 El sueño como espejo ético

Para Gandhi los sueños no eran meros fragmentos del inconsciente, sino mensajes morales que le ayudaban a ajustar su conducta, alertas sobre los riesgos del ego o el orgullo, espacios para consultar la voluntad de Dios, cuando la lógica humana no bastaba.

Él afirmaba que el *atma* (alma) podía expresarse con más claridad en el estado de sueño, cuando el yo racional se aquietaba.

La historia de Gandhi nos invita a reflexionar sobre el poder del liderazgo interior. En un mundo de decisiones impulsivas, estrategias frías y guerras, Gandhi mostró que es posible consultar el alma antes que las armas, y que el sueño puede ser una brújula ética tan poderosa como cualquier discurso político. "Soñé la libertad en paz. Por eso la busqué así".

CAPÍTULO 28
El sueño y el camino espiritual

El sueño es una frontera del alma, una puerta que cada noche se abre, y que, solo quien ha aprendido a cruzarla, sabe cómo volver con algo verdadero. En el budismo tibetano el Milam Yoga permite mantener la conciencia durante el sueño. Se enseña que quien domina el sueño lúcido puede transitar el bardo (estado *post mortem*) con lucidez.

Muchos soñadores reportan presencias no simbólicas, sino sentidas: seres de luz, ancestros difuntos, guías espirituales, estos encuentros no pueden reducirse a alucinación. Para el alma son reales.

El sueño funciona como un puente entre mundos: entre la vigilia y la muerte, entre la psique y el espíritu, entre lo visible y lo oculto.

28.1 Prácticas guiadas para el trabajo onírico

Estas prácticas combinan neurociencia, psicología profunda, ritual simbólico y técnicas de sabiduría ancestral. Son caminos para volver al sueño con conciencia.

1. **Diario de sueños consagrado**

- Elige un cuaderno físico hermoso, dedícalo solo a los sueños.
- Escribe al despertar fragmentos, colores, emociones.
- Da título a cada sueño como si fuera una obra literaria.
- Registra lugar, clima emocional, símbolos, acciones, mensajes.
- Revisa semanalmente: ¿qué patrones emergen?, ¿qué repites? y ¿qué pide ser visto?

2. **Preparación ritual del sueño lúcido**

- Apaga luces y pantallas al menos 1 h antes de dormir.
- Lava tus pies y rostro con agua tibia, símbolo de limpieza y descenso.

- Coloca un objeto sagrado o natural junto a la cama (cuarzo, pluma, símbolo, fotografía).
- Respira nueve veces profundamente.
- Repite esta afirmación: "Esta noche recordaré mis sueños. Esta noche despertaré dentro del sueño".

3. Técnica MILD (las siglas en inglés de Inducción mnemotécnica de sueños lúcidos)

- Despierta tras 4,5 o 6 horas de sueño.
- Permanece despierto 10–20 minutos reflexionando sobre el último sueño.
- Visualiza volver a entrar en él, pero sabiendo que es un sueño.
- Repite mentalmente: "la próxima vez que esté soñando, lo sabré".
- Vuelve a dormir con intención clara.

4. Inmersión en el símbolo onírico

- Elige un símbolo que se repita en tus sueños.
- Dibuja o representa ese símbolo. Escríbelo de varias formas.
- Medita frente a él.
- Pregúntale (por escrito o en voz baja): "¿Qué me estás mostrando?, ¿de qué me estás protegiendo?, ¿qué me recuerdas?"

5. Carta al guía onírico

- Antes de dormir escribe una carta al "guía de tus sueños": ¿Qué quieres que te muestre?, ¿qué necesitas entender? y ¿qué deseas liberar?
- Guarda la carta bajo la almohada.
- Anota cualquier respuesta, emoción o imagen al despertar.

28.2 Ritual onírico de exploración espiritual

La práctica de este ritual ayuda a convocar el sueño lúcido como herramienta de evolución interior. Para ello necesitarás tener a mano estos elementos:

- Objeto simbólico (tótem personal, amuleto, foto de un ancestro, símbolo sagrado).
- Infusión suave (melisa, valeriana, manzanilla, ajenjo).
- Luz tenue (vela o lámpara cálida).
- Incienso de lavanda o palo santo.
- Diario de sueños, bolígrafo.
- Silencio.

Paso a paso

1. Purificación del espacio: limpia tu habitación como si fuera un templo.
2. Consagración del objeto guía: sostén el objeto entre tus manos, di: "Que este símbolo me acompañe en el viaje interior de esta noche".
3. Invocación nocturna: de pie, con los ojos cerrados, repite: "me dispongo a cruzar el umbral del sueño. Que mi alma recuerde lo que necesita, y despierte dentro del sueño con lucidez y compasión".
4. Sueño: duerme con el objeto bajo la almohada o al lado del corazón.
5. Despertar consciente. Al abrir los ojos, no hables durante los primeros minutos: anota lo vivido y anota lo sentido si no hubo recuerdo.

28.3 Mapa onírico de la psique

El sueño no es solo un relato: es un viaje. Y como todo viaje, necesita un mapa.

Estructura general del mapa

El mapa está organizado como un círculo concéntrico y ritual (tipo mandala), dividido en siete regiones simbólicas, atravesadas por rutas oníricas y protegidas por umbrales interiores. Cada región representa una forma de experiencia onírica que el alma puede recorrer en su viaje nocturno.

28.3.1 Regiones principales del mapa onírico

1. **Las tierras de la sombra (región inferior)**
   Sueños frecuentes: persecuciones, monstruos, cárceles, caídas, oscuridad.
   Función psíquica: confrontar lo reprimido, liberar lo negado, integrar la sombra.
   Símbolos característicos: cuevas, serpientes, figuras encapuchadas, ruinas, espejos rotos.
   Guardianes arquetípicos: el minotauro, el doble, el perseguidor.
   Mensaje del alma: "Lo que evitas mirar, te guía si lo atraviesas".

2. **Los bosques del alma (región noreste)**
   Sueños frecuentes: naturaleza viva, animales, climas cambiantes, encuentros con criaturas.
   Función psíquica: reconectar con lo instintivo, recuperar lo salvaje.
   Símbolos característicos: árboles inmensos, caminos sin fin, lobos, búhos, fuego sagrado.
   Guardianes arquetípicos: la sacerdotisa verde, el chamán interior.
   Mensaje del alma: "No has venido a controlarlo todo sino a sentirte parte del bosque".

3. **El laberinto del ego (centro oeste)**
   Sueños frecuentes: escuelas, casas confusas, exámenes, reuniones, máscaras.
   Función psíquica: revisar el yo, desenredar roles, cuestionar narrativas.

Símbolos característicos: escaleras, puertas que no abren, ropa sucia, trenes perdidos.
Guardianes arquetípicos: el Juez, el Espejo, el rofesor sin rostro.
Mensaje del alma: "Lo que crees ser está buscando ser comprendido, no defendido".

4. **El río de los recuerdos (sur-este)**
   Sueños frecuentes: infancia, lugares pasados, personas muertas, repeticiones.
   Función psíquica: integrar biografía emocional, cerrar ciclos, sanar vínculos.
   Símbolos característicos: agua, fotografías, cartas, relojes, maletas, sangre.
   Guardianes arquetípicos: la abuela, el niño interior, el anciano sabio.
   Mensaje del alma: "Nada se olvida, todo espera ser reconocido".

5. **Los templos del espíritu (región superior)**
   Sueños frecuentes: vuelos, luz, voces, geometrías sagradas, seres de paz.
   Función psíquica: reconectar con el alma profunda, abrir la intuición, recibir guía.
   Símbolos característicos: fuego que no quema, escaleras de luz, libros abiertos, ojos.
   Guardianes arquetípicos: el maestro, el ángel, el avatar.
   Mensaje del alma: "No estás soñando: estás recordando quién eres".

6. **El mar de la creatividad (región occidental)**
   Sueños frecuentes: escenarios artísticos, creaciones imposibles, invención espontánea.
   Función psíquica: liberar el poder creador, resolver desde lo no lógico.

Símbolos característicos: instrumentos, pinturas, criaturas mutantes, voces.
Guardianes arquetípicos: el mago, la musa, el niño solar.
Mensaje del alma: "No tienes que entenderlo todo: basta con imaginarlo".

7. **El umbral de los mundos (centro del mapa)**
   Sueños frecuentes: sueños lúcidos, viajes astrales, sueños dentro de sueños.
   Función psíquica: despertar de la conciencia dentro del sueño.
   Símbolos característicos: espejos, portales, anillos, fuego blanco, el propio cuerpo dormido.
   Guardianes arquetípicos: el doble luminoso, el guardián del portal, el yo superior.
   Mensaje del alma: "Ahora sabes que estás soñando. ¿Qué harás con ese poder?".

28.3.2 Rutas oníricas

Conectan las regiones principales y representan pasajes entre estados de conciencia:

- Ruta del silencio: atraviesa desde la Sombra hacia el Templo del Espíritu.
- Ruta del agua interna: recorre el Río de los Recuerdos hasta los Bosques del Alma.
- Ruta del espejo: conecta el Laberinto del Ego con el Umbral de los Mundos.
- Ruta del fuego creativo: nace en el Mar de la Creatividad y termina en la Montaña de Visión.
- Ruta del niño eterno: va de la Cueva de la Infancia hasta el Templo del Presente.

28.3.3 Estructura visual propuesta

Te sugiero un diseño en forma de mandala radial, con estos elementos:

- Centro: El Umbral de los Mundos, donde convergen las rutas.
- Círculo intermedio: Regiones (bosques, río, templo, sombra, laberinto, mar).
- Círculo exterior: Guardianes simbólicos, estaciones lunares y símbolos clave.
- Ejes cardinales: Fases oníricas, niveles de conciencia, ciclos lunares.
- Estilo visual: Puede diseñarse como un mapa estelar (tipo "carta astronómica del alma"), una ilustración alquímica o un pergamino chamánico (figura 36).

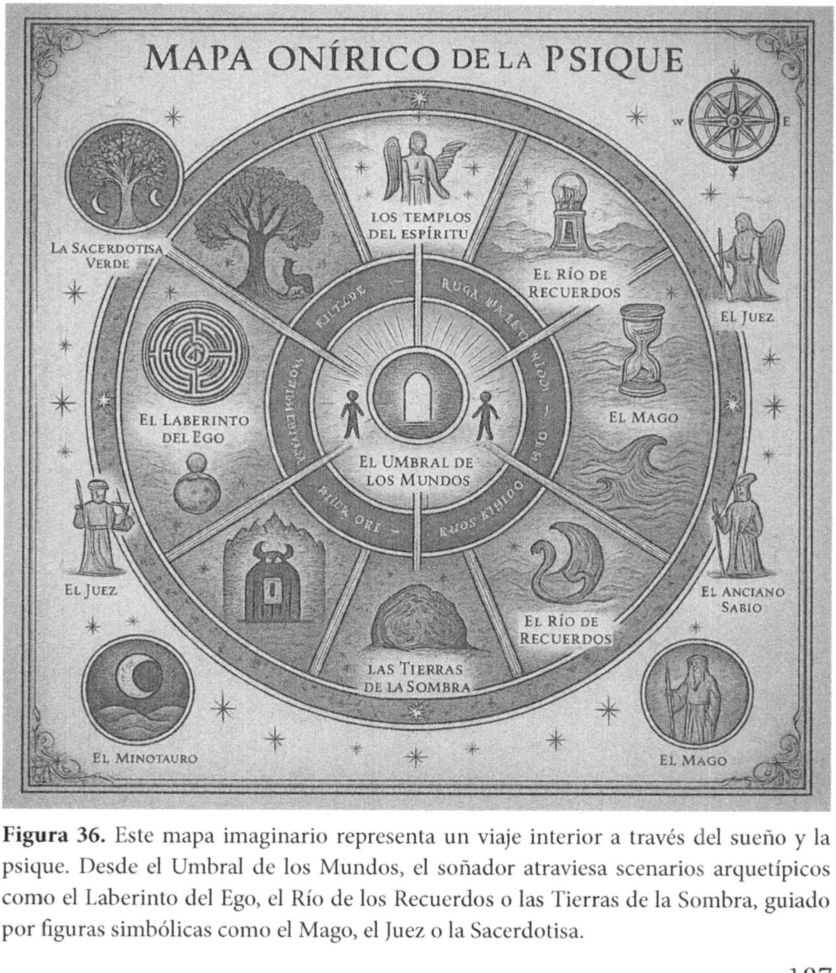

Figura 36. Este mapa imaginario representa un viaje interior a través del sueño y la psique. Desde el Umbral de los Mundos, el soñador atraviesa scenarios arquetípicos como el Laberinto del Ego, el Río de los Recuerdos o las Tierras de la Sombra, guiado por figuras simbólicas como el Mago, el Juez o la Sacerdotisa.

CAPÍTULO 29
Aikido médico: Un arte marcial para domar la noche

Dormir no es rendirse, es fluir con la vida. El insomnio no es tu enemigo, es tu maestro disfrazado.

29.1 ¿Qué es el aikido médico?

Inspirado en el arte marcial japonés aikido, el aikido médico propone una filosofía terapéutica donde el "enemigo" no se combate frontalmente, sino que se reconoce, se comprende y se redirige su energía con sabiduría. El insomnio, lejos de ser un castigo, se convierte así en una oportunidad de transformación interior. No se trata de forzar el sueño, sino de dejar de luchar contra la vigilia.

Fórmula del aikido médico: 2A + 2B + 2C + 2D

Letra	Acción	Significado
A	Anticipar + Analizar	Observar patrones, emociones y contextos relacionados al insomnio.
B	Bienvenida + Benevolencia	Aceptar la vigilia sin lucha. Tratarse con compasión.
C	Controlar + Cambiar	Establecer rituales nocturnos, rutinas saludables.
D	Derribar + Disolver	Reformular creencias, transformar la relación con el insomnio.

A: Anticipar + Analizar

Despertar la conciencia antes de cerrar los ojos.

Descripción: Antes de dormir, empieza el primer combate. La mente anticipa preocupaciones, tareas pendientes, recuerdos o miedos. Aquí es donde comienza el aikido: no se trata de expulsar los pensamientos, sino de observar su patrón y comprender su causa.

Herramientas

- Diario del sueño: Registra durante dos semanas:
  - Hora de acostarte y despertarte.
  - ¿Qué comiste, bebiste y pensaste antes de dormir?
  - Eventos del día que podrían influir en tu mente nocturna.
  - ¿A qué hora te despertaste y qué sentiste?

Ejemplo

Lucía, 35 años, gerente bancaria. No dormía más de 3 horas seguidas. Su diario reveló que revisaba su celular en la cama para responder correos a medianoche. Creía que ser "eficiente" significaba estar disponible siempre. Analizar esto fue su primer paso para liberarse.

B: Bienvenida + Benevolencia

No se duerme por obligación. Se duerme por reconciliación.

Descripción: El insomnio genera ansiedad, y la ansiedad alimenta el insomnio. Este círculo vicioso se rompe cuando dejas de exigir dormir y comienzas a abrazar el momento presente con amabilidad.

Técnicas

- *Mindfulness* de la vigilia: Cuando estés despierto, simplemente siéntate o recuéstate y observa:
  - El sonido del ventilador.
  - Tu respiración.
  - Las sensaciones del cuerpo en la cama.
  - Tu mente sin juicio.
- Mantra nocturno: "No necesito dormir para estar en paz. Estoy a salvo ahora".

Ejemplo

Carlos, 42 años, artista visual. Se angustiaba cada noche. Comenzó a escribir cartas a su yo futuro cada vez que no podía dormir. Esa práctica se convirtió en su ritual de calma y, eventualmente, el sueño regresó solo, como un invitado esperado.

C: Controlar + Cambiar

No fuerces el sueño. Crea las condiciones para que el sueño te encuentre.

Descripción: El insomnio no se combate con pastillas solamente. Necesita estructura, ritual y transformación de hábitos.

Herramientas prácticas

- Rituales previos al sueño:
  - Desconectarse de las pantallas 90 minutos antes de dormir.
  - Ducha tibia con lavanda.
  - Té de manzanilla o valeriana.
  - Lectura suave (no redes sociales, no noticias).
- Ejercicio físico matutino: 20 a 30 minutos al día.
- Desahogo mental: Técnica del "vaso vacío":
  - Escribe todo lo que tienes pendiente o que te preocupa antes de irte a la cama.

Ejemplo

Marta, 55 años, docente con menopausia. Sufría insomnio crónico. Descubrió que, al caminar 30 minutos diarios al aire libre y cenar antes de las 7 p.m., su cuerpo comenzaba a descansar naturalmente.

D: Derribar + Disolver

Cuando dejas de luchar, el insomnio se disuelve como niebla al amanecer.

Descripción: El insomnio, muchas veces, es una historia mal contada que repetimos noche tras noche: "yo soy insomne", "mi cuerpo no sabe dormir", "algo está mal en mí". Disolver esa narrativa es clave (figura 37).

Reestructuración cognitiva

- Identifica tus creencias:
  - Nunca voy a dormir bien".
  - "Soy débil porque necesito medicación".
- Sustitúyelas por afirmaciones:
  - "Estoy aprendiendo a descansar con nuevas herramientas".
  - "Mi cuerpo puede sanar con paciencia".

Técnicas adicionales

- Visualización nocturna:
  - Imagínate flotando sobre un río oscuro y tranquilo,
  - Caminando lentamente por un bosque al atardecer.
- Respiración 4-7-8:
  - Inhala 4 segundos, retén 7, exhala 8. Repite 4 ciclos.

Ejemplo

Jorge, ingeniero de 60 años, creía que si no dormía 8 horas, no rendiría. Con ayuda de un terapeuta cognitivo, descubrió que incluso durmiendo 5 horas bien descansadas y haciendo una siesta breve, su cuerpo lograba funcionar con claridad.

29.2 Enfoque integrador: el insomnio como maestro

"No es el sueño el que cura, es la forma en que nos encontramos a nosotros mismos en la noche". ¿Qué pasa si cambiamos la interrogente? En lugar de preguntarte ¿por qué no puedo dormir?, pregúntate ¿qué me impide rendirme a la noche con confianza?

Ejemplo clínico

Adriana, 48 años, madre soltera con insomnio crónico:

1. Anticipa: Reconoce que sus despertares nocturnos aumentan tras discutir con su hijo adolescente.
2. Da bienvenida: Decide no pelear con la vigilia. Hace *journaling* emocional cada vez que no puede dormir.
3. Controla: Implementa una rutina con luz cálida, música instrumental, cero dispositivos y cena ligera.

4. Disuelve: Trabaja con el terapeuta su perfeccionismo y miedo al control. Reescribe su narrativa: "La noche es mi espacio sagrado para soltar".

29.3 Dormir es un arte espiritual

Aplicar el aikido médico al insomnio es una práctica de sabiduría interior. No se trata de conquistar el sueño, sino de dejar que el sueño te encuentre mientras tú construyes paz (figura 37).

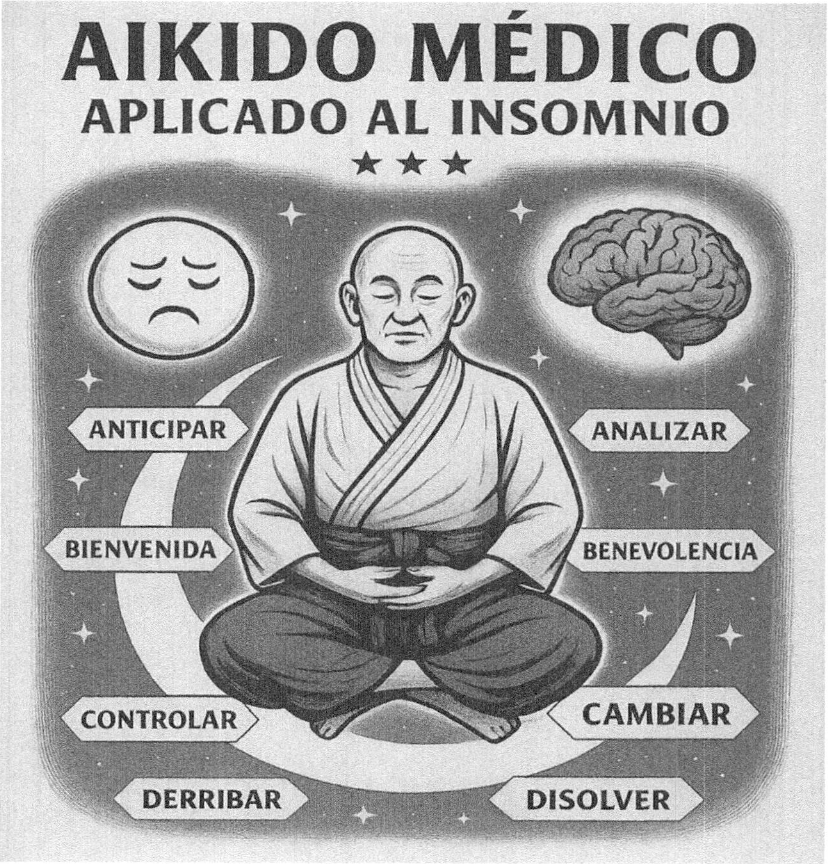

Figura 37. Inspirado en el arte del aikido, este enfoque propone no luchar contra el insomnio, sino acompañarlo con conciencia y compasión. Anticipar, analizar, controlar y transformar son movimientos internos que, con amabilidad, disuelven la resistencia y restablecen la paz nocturna.

Si aprendes a no resistir tu insomnio, puedes incluso convertirlo en una puerta de entrada al autoconocimiento, la resiliencia y la transformación personal. Dormir es el acto de confianza más profundo que hacemos a diario. Aprende a confiar de nuevo.

CAPÍTULO 30
El modelo DNP-21 aplicado al insomnio

30.1 ¿Qué es el modelo DNP-21?

El modelo DNP-21 (dominio neuroquímico predominante del siglo XXI) surge en la práctica clínica, a partir de la observación de cientos de pacientes que no respondían a tratamientos estándares. Sobre la base de esos casos, se identificaron patrones recurrentes entre síntomas y perfiles neuroquímicos, lo que permitió diseñar un instrumento inicial capaz de mapear disfunciones de manera sistemática.

Ese primer instrumento dio origen al U-DNP-21 (Universal DNP-21), una herramienta que evalúa de forma general todos los sistemas neuroquímicos implicados (DA, 5-HT, NE, GABA, glutamato, ACh) y orienta hacia el perfil predominante de cada paciente. A partir de sus resultados, el clínico puede aplicar uno de los seis instrumentos específicos del modelo.

El modelo DNP-21 fue concebido y desarrollado por el Dr. Alexis Gómez González, psiquiatra clínico con formación en neurociencias y psicofarmacología avanzada (Cuba y México). La propuesta se nutre de años de práctica médica, docencia y seguimiento longitudinal de miles de pacientes. El especialista combinó evidencia científica con observación empática y criterio clínico, tal y como se detalla en la página web www.dnp21.com

Junto al Dr. Alexis Gómez González han contribuido al desarrollo del modelo:

- Psicólogos clínicos especializados en evaluación sintomatológica.
- Neuropsicólogos que colaboraron en el diseño de secciones cognitivas del instrumento.
- Investigadores en neuroimagen y farmacodinamia.
- Pacientes voluntarios, quienes aportaron su experiencia, validación y perspectiva vivencial.

30.2 Instrumento I-DNP-21–Insomnio

El insomnio es uno de los síntomas neuropsiquiátricos más frecuentes, con una prevalencia estimada del 30-40 % en la población general y hasta el 80 % en pacientes psiquiátricos. Sin embargo, su tratamiento sigue siendo predominantemente sintomático y generalizado, lo que limita su eficacia y sostenibilidad. El modelo DNP-21 propone un abordaje individualizado mediante la identificación del perfil neuroquímico predominante (PNP), adaptando el tratamiento a los sistemas que presentan mayor disfunción.

El I-DNP21 (*Insomnia-Dominant Neurochemical Profile*) es un instrumento clínico estructurado que evalúa los sistemas GABA, serotonina (5-HT) y dopamina/glutamato (DA/Glu), considerados los principales moduladores del sueño.

30.2.1 Fundamento neurobiológico

- GABA: Neurotransmisor inhibidor clave en la inducción y mantenimiento del sueño. Su déficit se asocia con ansiedad nocturna e hipervigilancia.
- Serotonina (5-HT): Implicada en el inicio del sueño, modula el eje melatonina–ciclo circadiano.
- Dopamina y glutamato: Sistemas excitatorios que, cuando están hiperactivos, interfieren con el apagado cortical necesario para iniciar el sueño.
- Relación funcional: El equilibrio entre inhibidores (GABA) y excitadores (DA/Glu), y el sistema modulador (5-HT), es clave para la arquitectura normal del sueño.

30.2.2 Estructura del instrumento I-DNP-21

- Formato: 21 ítems autoadministrados.
- Dominio de evaluación: 3 bloques de 7 preguntas (GABA, 5-HT, DA/Glu).
- Escala de respuesta: 0 (Nunca) – 1 (Raramente) – 2 (Frecuentemente) – 3 (Casi siempre).
- Duración estimada: 5–7 minutos.

- Población objetivo: Adultos con insomnio de inicio, mantenimiento, terminal o mixto.

30.2.3 Interpretación de los resultados

- Se suman los puntajes de cada dominio neuroquímico.
- Se determina cuál sistema presenta mayor puntuación.
- Clasificación por sistema:
  - 0–6 puntos: Función conservada.
  - 7–10 puntos: Disfunción moderada.
  - 11–18 puntos: Disfunción severa.

En caso de empate entre dos sistemas → se considera un perfil mixto.

30.2.4 Tratamientos personalizados según perfil DNP

Perfil	Neurotransmisores	Tratamientos sugeridos
GABA-DNP (inhibidor)	GABA	Benzodiacepinas breves, medicamentos Z, pregabalina, técnicas de relajación progresiva.
5HT-DNP (regulador)	Serotonina	ISRS (fluvoxamina, escitalopram), melatonina, fototerapia matutina.
DA/ Glu-DNP (cortical activo)	Dopamina + Glutamato	Quetiapina, trazodona, bloqueo digital, L-teanina, higiene de estímulo nocturno.
Mixto (ej. GABA–5HT)	Más de un sistema alterado	Combinaciones farmacológicas (ejemplo: ISRS + trazodona) + TCC-I y entrenamiento en relajación.

30.3 Casos clínicos

Caso 1: Insomnio con hiperactivación cortical (DA/Glu predominante).

Paciente: Mujer, 28 años, estudiante de medicina.

Síntomas: Ideas creativas nocturnas, usa pantallas hasta las 2 am, duerme 3–4 h.

Resultado I-DNP21: DA/Glu: 16 – 5-HT: 6 – GABA: 4

Diagnóstico: Insomnio tipo activo, hiperexcitación mental.

Tratamiento sugerido:

- Quetiapina 25 mg o trazodona 50 mg.
- Bloqueo digital 90 min antes de dormir.
- L-teanina 200 mg.
- TCC para insomnio (TCC-I).

Caso 2: Insomnio de mantenimiento con ansiedad somática (GABA predominante).

Paciente: Hombre, 67 años, antecedentes de fibromialgia.

Síntomas: Despertares nocturnos, tensión física, dificultad para volver a dormir.

Resultado I-DNP21: GABA: 15 – 5-HT: 6 – DA/Glu: 5

Tratamiento sugerido:

- Pregabalina 75 mg o clonazepam 0,25 mg nocturno.
- Técnicas de relajación muscular.
- Restricción de cafeína.

Caso 3: Insomnio inicial con síntomas depresivos (5-HT predominante)

Paciente: Mujer, 35 años, maestra.

Síntomas: Desánimo nocturno, llanto al acostarse, despertar precoz.

Resultado I-DNP21: 5-HT: 13 – GABA: 7 – DA/Glu: 6

Tratamiento sugerido:

- Escitalopram 10 mg + melatonina 3 mg.

- Psicoterapia centrada en regulación emocional.
- Higiene del sueño.

Caso 4: Insomnio multifactorial mixto (GABA–5HT)
Paciente: Hombre, 45 años, ejecutivo.
Síntomas: Ansiedad anticipatoria, insomnio de conciliación y mantenimiento.
Resultado I-DNP-21: GABA: 10 – 5-HT: 11 – DA/Glu: 4
Tratamiento sugerido:

- Fluvoxamina 50 mg + trazodona 50 mg.
- TCC-I + entrenamiento respiratorio.
- Higiene del sueño.

Validación preliminar

- Estudio piloto en 83 pacientes adultos (en revisión).
- Concordancia significativa entre perfil DNP y respuesta terapéutica ($p < 0{,}01$).
- Herramienta de alta aplicabilidad en psiquiatría, neurología, medicina general y medicina del sueño.

Conclusión

El I-DNP21 permite una evaluación neuroquímica estructurada del insomnio, lo que facilita intervenciones personalizadas y con mayor probabilidad de éxito terapéutico. Representa una herramienta clínica patentable, científicamente sólida y adaptable a múltiples contextos clínicos.

30.4 I-DNP-21–Cuestionario de perfil neuroquímico en el insomnio

Instrucciones:

Lea cada afirmación y marque con una **X** la opción que mejor describa con qué frecuencia ha experimentado esa situación en los últimos 14 días.

Escala:

0 = Nunca

1 = A veces

2 = Frecuentemente

3 = Casi siempre

Afirmación	**0**	**1**	**2**	**3**
1. Me cuesta "desconectarme" mentalmente al intentar dormir.	☐	☐	☐	☐
2. Siento tensión física o muscular al acostarme.	☐	☐	☐	☐
3. Me despierto varias veces por la noche con ansiedad.	☐	☐	☐	☐
4. Me levanto con sensación de fatiga física.	☐	☐	☐	☐
5. Mi mente no puede calmarse durante la noche.	☐	☐	☐	☐
6. Me siento hipervigilante en ambientes silenciosos.	☐	☐	☐	☐
7. Me cuesta iniciar el sueño aunque esté cansado.	☐	☐	☐	☐
8. Me siento triste o irritable por la falta de sueño.	☐	☐	☐	☐
9. Tengo cambios en el apetito o antojos nocturnos.	☐	☐	☐	☐
10. Tengo dificultad para mantener un estado de ánimo estable.	☐	☐	☐	☐

Afirmación	0	1	2	3
11. Me despierto temprano y ya no puedo volver a dormir.	☐	☐	☐	☐
12. Me acuesto, pero siento energía excesiva o inquietud.	☐	☐	☐	☐
13. Estoy más creativo o con muchas ideas al acostarme.	☐	☐	☐	☐
14. Tengo pensamientos intrusivos o acelerados por la noche.	☐	☐	☐	☐
15. Me cuesta controlar mi impulso de mirar el celular o trabajar en la noche.	☐	☐	☐	☐
16. Me siento "hiperconectado" o excesivamente estimulado mentalmente.	☐	☐	☐	☐
17. Me despierto en alerta o con taquicardia nocturna.	☐	☐	☐	☐
18. Tomo cafeína u otras sustancias para rendir al día siguiente.	☐	☐	☐	☐
19. Siento miedo o preocupación excesiva cuando pienso en dormir.	☐	☐	☐	☐
20. Mi rendimiento laboral o social se ha visto afectado por el insomnio.	☐	☐	☐	☐

Afirmación	0	1	2	3
21. He probado muchos tratamientos pero ninguno ha funcionado del todo.	☐	☐	☐	☐

Clave de interpretación:

Suma por dominio:

- GABA (ítems 1–6) total:____________________
- Serotonina 5-HT (ítems 7–11) total: ________________
- Dopamina/Glutamato (ítems 12–17) total: ____________
- Síntomas generales (ítems 18–21) total: ____________

Perfil neuroquímico dominante:

____

____

Recomendaciones terapéuticas sugeridas:

____

____

Nombre del profesional: ________________________

Fecha:________________ Firma:__________________

CAPÍTULO 31
Conclusiones generales

31.1 Enfoque holístico del sueño

Donde el conocimiento se encuentra con la sabiduría, el sueño revela su verdadera dimensión: una vía para la totalidad. El sueño no es solo descanso del cuerpo, sino integración del alma, la mente y el cosmos.

A lo largo de este libro hemos cruzado la historia, la ciencia, la mitología, la psicología profunda y el simbolismo místico. Y en ese cruce se hace evidente una verdad esencial: no se puede entender el sueño desde un solo ángulo.

El sueño no pertenece únicamente al dominio de la neurología, ni solo al psicoanálisis, ni tampoco a la metafísica o al rito. El sueño es una experiencia total, un fenómeno integrador, una actividad en la que convergen:

- Fisiología: el sueño repara, ordena, limpia y sincroniza el organismo.
- Psicología: revela lo oculto, sana emociones, reestructura la identidad.
- Filosofía: confronta al ser con su esencia, le hace preguntarse "¿quién sueña?".
- Espiritualidad: abre portales, permite encuentros, anuncia misterios.
- Arte: crea universos visuales, libera lo reprimido, enciende la imaginación.
- Mitología: conecta al individuo con lo eterno, con los relatos del alma colectiva.

Dormir es morir parcialmente, soñar es renacer simbólicamente y despertar es integrar ambas experiencias. Así, comprender el sueño en su totalidad es comprender al ser humano en su estado más sincero y esencial.

En el sueño somos lo que realmente somos: libres de máscaras, de roles, de expectativas sociales. Allí el alma habla. Y cuando el alma habla, todo el ser puede comenzar a sanarse.

31.2 El futuro de la conciencia onírica

Dormiremos para algo más que descansar. Dormiremos para despertar. Nos encontramos en los albores de una revolución interior: el estudio del sueño ya no será solamente un campo médico o clínico sino un espacio de desarrollo de conciencia.

Las investigaciones avanzan hacia:

- Sueños lúcidos guiados terapéuticamente.
- Interfaces máquina-mente para incubación de sueños.
- Mapeo emocional de símbolos universales con inteligencia artificial (IA).
- Rituales de sueño compartido o sincronizado.
- Activación de la intuición y la creatividad durante el descanso.

En un futuro no lejano, es posible que:

- Se enseñe a los niños a interpretar sus sueños como parte de la educación emocional.
- Los psicoterapeutas utilicen el sueño lúcido como plataforma de trabajo interior profundo.
- Los rituales ancestrales del sueño sean recuperados y combinados con neurociencia de vanguardia.
- Existan comunidades de soñadores conscientes, que naveguen el plano onírico como una geografía compartida y ritual.

Y más allá de la ciencia, este libro apunta a algo más radical: que el sueño no sea un escape de la realidad sino una entrada a la realidad ampliada. Cuando dormimos la conciencia no desaparece: se transforma. Y quien aprende a soñar con conciencia, despierta con sabiduría.

31.3 Claves para el descanso profundo y el autoconocimiento

Dormir bien es un arte. Soñar bien es un rito. Recordarlo es un acto de amor propio. Aquí condensamos las claves esenciales que emergen de este acápite. No como recetas mecánicas sino como saberes integrados que pueden mejorar la vida de quien se atreva a descansar conscientemente.

31.3.1 Claves fisiológicas

- Honra tu ritmo circadiano. Levántate y acuéstate con coherencia solar.
- Evita pantallas y estímulos una hora antes de dormir. Regresa a la penumbra y al silencio.
- Alimenta el sueño desde el cuerpo. Ingiere magnesio, bebe infusiones naturales y practica movimiento físico sutil.
- Crea un santuario del sueño, a través de la oscuridad, la temperatura adecuada, los aromas suaves y una cama que reciba y contenga.

31.3.2 Claves psicológicas

- Conócete a través del diario de sueños. Escribir es invocar.
- Desprograma los mitos de productividad tóxica. Dormir no es perder tiempo sino ganar alma.
- Observa tus sueños recurrentes. ¿Qué patrón está intentando romperse?
- Haz las paces con la sombra. Todo lo que te persigue en sueños quiere integrarse.

31.3.3 Claves espirituales

- Programa tu noche como si fuera una ceremonia.
    - "Que esta noche me muestre lo que mi alma necesita ver".
- Practica la gratitud antes de dormir:
    - "Gracias por este día vivido. Me entrego al sueño con confianza".

- Acompaña con símbolos: piedras, velas, símbolos sagrados, imágenes de guía.
  - Reconoce tus sueños como mensajes. Son cartas del alma para ti. No las ignores (figura 38).

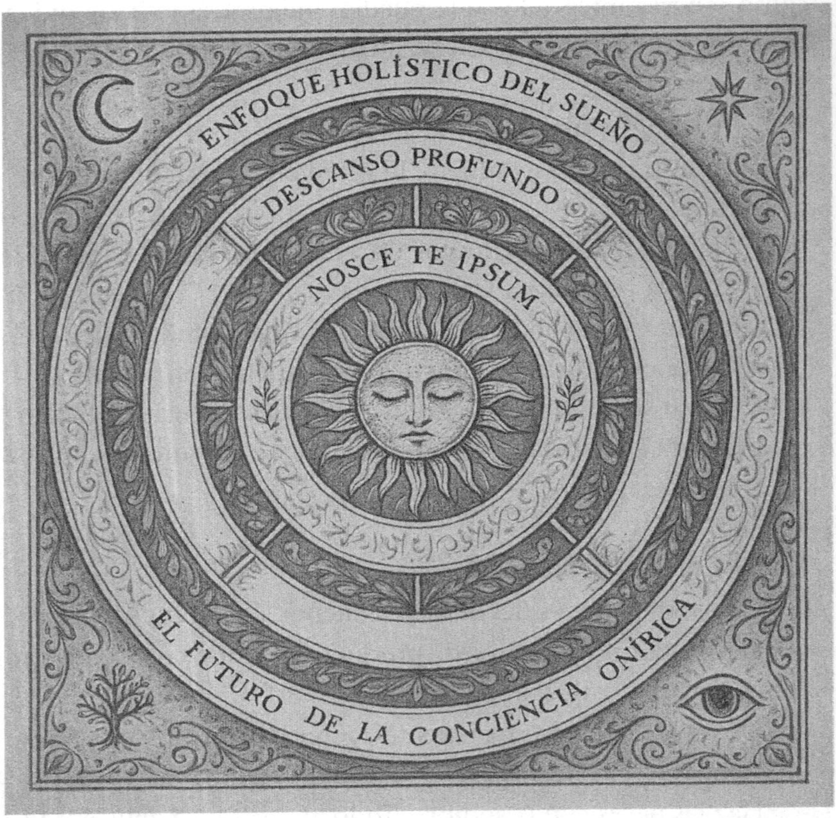

Figura 38. El sueño no solo es un proceso biológico, sino una vía sagrada hacia el autoconocimiento. Este mapa onírico invita a explorar el descanso profundo como puerta al *noscete ipsum* —conócete a ti mismo—, integrando cuerpo, mente y alma en el camino hacia una conciencia más plena.

31.3.4 Claves creativas

- Usa el sueño como oráculo creativo. Pregunta algo antes de dormir y abre el símbolo que llegue.

- Visualiza un paisaje antes de dormir. Pinta, escribe o imagina lo que quieres soñar.
- Dibuja tus sueños. No importa el talento. Escribe con trazos lo que no puedes decir con palabras.
- Entra al sueño como quien entra a un mito. Con reverencia, con coraje, con deseo de transformación.

El libro ha terminado, pero el viaje apenas comienza. Este libro no es un manual para dormir. Es una brújula para despertar.

Dormir, como amar o morir, no puede reducirse a una función. Es una experiencia sagrada, donde el alma se recuerda a sí misma, donde el cuerpo se reconstruye y donde la conciencia aprende a mirar más allá del velo.

Cada noche, al cerrar los ojos, cruzamos un umbral. Cada sueño, si es escuchado, puede abrir un camino. Y quizás, al final de todo, cuando el último sueño llegue, no será muerte lo que encontremos sino un despertar aún más verdadero.

BIBLIOGRAFÍA Y RECURSOS

I. Estudios científicos

Fundamentos neurobiológicos, psicológicos y fisiológicos del sueño

Neurociencia del sueño

- Walker, Matthew (2017). *Why We Sleep: Unlocking the Power of Sleep and Dreams.*
  Una obra moderna fundamental sobre las funciones biológicas del sueño. Accesible, profunda y actual.
- Siegel, Jerome (2005). The Neurobiology of Sleep. *Annual Review of Neuroscience.*
  Estudio académico clave sobre mecanismos cerebrales implicados en los distintos estadios del sueño.
- Tononi, Giulio & Cirelli, Chiara (2003). Sleep and Synaptic Homeostasis: A Hypothesis. *Brain Research Bulletin.*
  Hipótesis central sobre la consolidación sináptica y la función restauradora del sueño.
- Hobson, Allan (2002). *Dreaming: An Introduction to the Science of Sleep.*
  Perspectiva neurocientífica accesible sobre el contenido y los mecanismos de los sueños.

Psicología y salud mental

- Cartwright, Rosalind D. (2010). *The Twenty-Four Hour Mind: The Role of Sleep and Dreaming in Our Emotional Lives.*
  Exploración del vínculo entre el contenido onírico y la regulación emocional.
- Barrett, Deirdre (2001). *The Committee of Sleep: How Artists, Scientists, and Athletes Use Dreams for Creative Problem Solving.*
  Investigación sobre sueños creativos con evidencias científicas y ejemplos históricos.

- Nir, Yuval & Tononi, Giulio (2010). Dreaming and the Brain: From Phenomenology to Neurophysiology. *Trends in Cognitive Sciences.*
  Artículo clave sobre los correlatos cerebrales del soñar.

II. Textos clásicos y contemporáneos

Obras filosóficas, psicológicas, literarias y místicas sobre el sueño

Clásicos de la psicología profunda y filosofía

- Freud, Sigmund (1899). *La interpretación de los sueños.*
  La obra fundacional del psicoanálisis. Imprescindible para todo lector que quiera comprender el sueño como símbolo.
- Jung, Carl Gustav (1964). *El hombre y sus símbolos.*
  Introducción clara y visual al pensamiento junguiano sobre símbolos oníricos y arquetipos.
- Eliade, Mircea (1951). *El chamanismo y las técnicas arcaicas del éxtasis.*
  Incluye análisis del sueño ritual, el viaje onírico y el alma durante el descanso en culturas ancestrales.
- Aristóteles. *Sobre el sueño y la vigilia.*
  Tratado filosófico clásico sobre la función del sueño, aún vigente en su lógica especulativa.
- Descartes, René (2011). *Meditaciones metafísicas.*
  Contiene el célebre argumento del sueño como duda radical sobre la realidad.

Contemporáneos esenciales

- Melloni, Javier (2012). *El deseo esencial.*
  Reflexión mística y espiritual sobre el inconsciente como lugar de revelación.
- Pinkola Estés, Clarissa (2018). *Mujeres que corren con los lobos.*
  Narrativa arquetípica sobre los sueños, el alma femenina, la intuición y los símbolos.

- Hillman, James (1979). *El sueño y el inframundo.*
  Revolucionario en su enfoque: propone que los sueños no deben interpretarse sino habitarse.
- Chevalier, Jean & Gheerbrant, Alain (2000). *Diccionario de los símbolos.*
  Obra monumental para contextualizar símbolos oníricos en múltiples tradiciones.
- von Franz, Marie-Louise (1971). *La interpretación de los cuentos de hadas.*
  Ideal para entender cómo las estructuras simbólicas del alma se repiten también en sueños.

III. Lecturas recomendadas para exploradores del mundo onírico
Guías prácticas, textos inspiradores y senderos para el soñador consciente

Prácticas, sueños lúcidos y rituales oníricos

- LaBerge, Stephen (1990). *Exploring the World of Lucid Dreaming.*
  Guía pionera y clara para iniciarse en el sueño lúcido con rigor científico.
- Morley, Charlie (2013). *Dreams of Awakening: Lucid Dreaming and Mindfulness of Dream and Sleep.*
  Enfoque budista moderno sobre el sueño lúcido como vía espiritual.
- Wangyal Rinpoche, Tenzin (2019). *The Tibetan Yogas of Dream and Sleep.*
  Enseñanza profunda del yoga del sueño en la tradición Bön y Dzogchen.
- Moss, Robert (1996). *Conscious Dreaming: A Spiritual Path for Everyday Life.*
  Libro puente entre chamanismo, sueños lúcidos y trabajo con símbolos personales.

- Holecek, Andrew (2017). *Dream Yoga: Illuminating Your Life Through Lucid Dreaming and the Tibetan Yogas of Sleep.* Integra técnicas tibetanas con neurociencia, ideal para soñadores avanzados.

Literatura onírica y poética

- Borges, Jorge Luis (2024). *El libro de los sueños.* Antología literaria de sueños y visiones de autores de todas las épocas.
- Jung, Carl Gustav (2023). *El libro rojo.* Diario visionario de Jung, una verdadera inmersión en el alma onírica y arquetípica.
- Paz, Octavio (1972). *El arco y la lira.* Reflexión poética sobre el símbolo, el mito y lo que el sueño revela al lenguaje.
- Calvino, Italo (2022). *Las ciudades invisibles.* No es sobre los sueños, pero en sí misma constituye una obra que parece soñada: ideal para inspirar el mapa interno.

IV. Recursos adicionales

Revistas científicas clave

- *Sleep*
- *Journal of Sleep Research*
- *Consciousness and Cognition*
- *Neuropsychologia*
- *Nature Neuroscience*

Plataformas para sueños lúcidos y registro simbólico

- dreamviews.com – comunidad de soñadores lúcidos.
- lucidityinstitute.org – investigaciones de LaBerge.
- worlddreambank.org – archivo de sueños reales.

Audiovisuales recomendados

- *Inception*: película de ficción inspirada en la arquitectura onírica.
- *The Mind, Explained*: Netflix, 2019.
- *WakingLife* (Richard Linklater): cine filosófico sobre conciencia y sueño.

No hay conocimiento absoluto del sueño. Solo viaje, observación y humildad.

Esta bibliografía no pretende agotar el tema sino abrir caminos múltiples para que cada lector encuentre su propia vía hacia el misterio del descanso.

Leer sobre el sueño es una cosa. Soñar desde el alma, otra más sublime. Que estas obras acompañen como faros, pero que el verdadero mapa nazca cada noche, cuando cierras los ojos.

APÉNDICES

Apéndice 1. Guía práctica de ayuda para pacientes con insomnio

Información confiable para México, España y Estados Unidos

MÉXICO

¿Dónde encontrar ayuda?

- Instituto Nacional de Neurología y Neurocirugía (INNN)
  Servicios especializados en trastornos del sueño y neuropsiquiatría.
  www.innn.salud.gob.mx
- Clínica del Sueño – UNAM
  Evaluación, diagnóstico y tratamiento del insomnio y apnea del sueño.
  www.clinicasuenounam.com
- Hospital General de México – Clínica del Sueño
  Atención pública para pacientes con alteraciones del sueño.

Líneas de apoyo

- Línea de la Secretaría de Salud: 800-0044-800
- Instituto Nacional de Psiquiatría: (55) 4160-5050

ESPAÑA

¿Dónde encontrar ayuda?

- Sociedad Española del Sueño (SES)
  Información científica y directorio de clínicas del sueño en todo el país.
  www.ses.org.es
- Hospital Universitario La Paz–Unidad del Sueño
  Especialistas en insomnio, apnea, parasomnias y trastornos neurológicos del sueño.

- Fundación Estivill Sueño
  Difusión educativa y tratamiento personalizado del insomnio.
  www.doctorestivill.es

Líneas de apoyo

- Teléfono de la Salud Mental del Ministerio: 024 (24 horas, gratuito)
- Asociaciones de pacientes: consultar en www.ses.org.es

ESTADOS UNIDOS

¿Dónde encontrar ayuda?

- American Academy of Sleep Medicine (AASM)
  Explicaciones, pruebas diagnósticas, localizador de clínicas acreditadas.
  www.sleepeducation.org
- National Sleep Foundation
  Recursos en español, guías para mejorar el sueño, cuestionarios interactivos.
  www.sleepfoundation.org
- Centers for Disease Control and Prevention (CDC)
  Información pública sobre insomnio y su impacto en la salud.
  www.cdc.gov/sleep

Líneas de ayuda

- Alianza Nacional sobre Enfermedades Mentales (NAMI, por sus siglas en inglés): 1-800-950-NAMI (6264)
- Línea Nacional de Salud Mental: 988 (24/7, en español e inglés).

Apéndice 2. 100 preguntas frecuentes en mi consulta

A lo largo de mi práctica como psiquiatra he aprendido que detrás del insomnio no solo existe una alteración del sueño, sino que muchas veces se esconde una historia no contada de ansiedad oculta, duelo silente, hábitos inconscientes o incluso una crisis espiritual.

En este apéndice recopilo las **100 preguntas más frecuentes que me han hecho sobre el insomnio en mi consulta**. Para facilitarle la comprensión al lector he organizado las interrogantes por temas y las he respondido con los conocimientos que me han aportado la ciencia, la psicología y la experiencia clínica. Espero que estas respuestas sirvan como guía para quienes padecen, acompañan o estudian el insomnio en profundidad.

I. Fundamentos del sueño y del insomnio (1–20)

1. **¿Qué es exactamente el insomnio?**
   El insomnio es mucho más que dormir poco: es la dificultad persistente para iniciar el sueño, mantenerlo durante la noche o despertar demasiado temprano sin poder volver a dormir, con la consecuencia de sentirse cansado, irritable o con bajo rendimiento durante el día. Es un trastorno del ritmo y del contenido del sueño que afecta profundamente la calidad de vida.
   Ejemplo: Un paciente puede quedarse en la cama ocho horas, pero si pasa la mitad del tiempo dando vueltas, ese sueño no cumple su función reparadora.
2. **¿Cuántas horas debe dormir una persona sana?**
   Entre 7 y 9 horas en adultos. Pero no es solo la cantidad; también importa la calidad, la regularidad y la profundidad. Dormir 6 horas bien puede ser mejor que 9 horas fragmentadas por despertares o ansiedad nocturna.

Ejemplo: Alguien que trabaja de noche puede dormir 8 horas al día, pero si es en un entorno ruidoso y fragmentado, su cuerpo no se recupera igual.

3. **¿Cómo saber si lo que tengo es insomnio clínico?**

   El insomnio es clínico si duermes mal al menos 3 noches por semana durante más de 3 semanas y eso afecta tu concentración, ánimo, energía o relaciones. La clave no es solo cuánto duermes, sino cuánto te afecta.

4. **¿Qué diferencia hay entre insomnio agudo y crónico?**

   - Agudo: Aparece durante unos días o semanas por un evento puntual (estrés, enfermedad, viaje).
   - Crónico: Persiste más de 3 meses, con o sin causa clara, y suele estar mantenido por ansiedad, hábitos inadecuados o miedo al propio insomnio.

   Ejemplo: Una persona que, tras perder a un ser querido, duerme mal por semanas y luego se adapta, tenía insomnio agudo. Pero si pasan meses y sigue sin dormir, ha evolucionado a crónico.

5. **¿Dormir mal una noche es insomnio?**

   No, todos tenemos malas noches. El insomnio se diagnostica por su frecuencia, duración y el impacto que tiene en la vida diaria. Por ejemplo, si hoy dormiste mal porque cenaste pesado o estabas preocupado, eso no es insomnio clínico.

6. **¿Por qué siento que duermo, pero no descanso?**

   Porque quizás entras al sueño, pero no llegas a las fases profundas. O te despiertas muchas veces sin notarlo. También puede deberse a apnea del sueño, movimientos nocturnos o hiperactividad mental. Imagina dormir sobre un colchón de espinas: estás acostado, pero no descansas.

7. **¿Es normal despertarse en la madrugada?**

   Sí, hasta 2 veces por noche puede ser normal. Lo anormal es no poder volver a dormir o despertarse con ansiedad, sudoración o pensamientos acelerados. Volver a dormir con serenidad es tan importante como quedarse dormido.

8. ¿Dormir menos con la edad es normal?

Sí, el sueño se vuelve más ligero, se reduce la fase profunda y hay más despertares. Pero no es normal sentirse constantemente cansado.

Ejemplo: Un adulto mayor que duerme 6 horas, pero se siente enérgico, probablemente duerme bien. Otro que duerme lo mismo, pero está siempre fatigado, podría tener insomnio.

9. ¿Por qué duermo más el fin de semana?

Porque estás pagando la "deuda de sueño" acumulada en la semana. Es como llenar un tanque vacío el fin de semana, pero no se puede vivir eternamente así: el cuerpo necesita descanso regular y constante.

10. ¿Es peligroso dormir demasiado?

Sí. Dormir más de 9–10 horas en adultos puede ser señal de depresión, hipotiroidismo, fatiga crónica o incluso baja eficiencia del sueño. El exceso de sueño puede estar ocultando una mala calidad de sueño, no necesariamente más descanso.

11. ¿El insomnio es una enfermedad o un síntoma?

Puede ser ambos. A veces es un síntoma de otro problema (ansiedad, apnea, depresión). Otras veces es un trastorno primario del sueño, mantenido por creencias disfuncionales y hábitos nocturnos.

12. ¿Qué función cumple el sueño en el cerebro?

Mientras dormimos:

- Se limpian toxinas cerebrales (glinfático).
- Se consolidan recuerdos.
- Se regula la respuesta emocional.
- Se recuperan tejidos.

Dormir bien es como apagar y reiniciar el sistema. Por eso, después de una buena noche de sueño, pensamos más claro, sentimos con más calma y recordamos mejor.

13. ¿Por qué el insomnio afecta tanto el ánimo?

Porque el sueño regula neurotransmisores como serotonina y dopamina. La privación de sueño desestabiliza el sistema límbico, lo que genera irritabilidad, tristeza y ansiedad. Una noche en vela puede hacernos sentir frágiles. Luego de tres semanas de insomnio podemos sentirnos como si fuésemos otra persona.

14. ¿Qué es el "ciclo circadiano"?

Es el reloj interno del cuerpo, sincronizado por la luz solar, la melatonina y las rutinas diarias. Si te expones a pantallas a medianoche, ese reloj se retrasa. Si comes o haces ejercicio tarde, también. Es como un director de orquesta: si se desincroniza, todo el cuerpo toca una melodía caótica.

15. ¿La falta de sueño afecta la memoria?

Sí. El sueño profundo ayuda a consolidar la memoria de datos (declarativa) y el sueño REM fortalece las emociones y habilidades. Por eso, tras varias noches de mal sueño, olvidas nombres, pierdes el hilo de una conversación o repites tareas.

16. ¿El cuerpo se acostumbra a dormir mal?

Se adapta, pero con costos. Puedes seguir funcionando, pero a menor velocidad, con más irritabilidad y más errores. Es como conducir con el freno de mano puesto: avanzas, pero te agotas más y desgastas el motor.

17. ¿Por qué hay personas que duermen poco y se sienten bien?

Existen personas con una mutación genética que les permite dormir 4–5 horas sin consecuencias, pero representan menos del 1 % de la población. La mayoría de quienes dicen no necesitar dormir, en realidad han olvidado lo que es sentirse verdaderamente descansados.

18. ¿Soñar mucho es signo de mal sueño?

No necesariamente. Todos soñamos, pero recordarlo muy vívidamente o tener pesadillas puede ser señal de sueño fragmentado o ansiedad nocturna. Si te levantas cansado tras soñar intensamente, puede que tu sueño REM no haya sido reparador.

19. ¿El insomnio puede matar?

No directamente, pero sí aumenta el riesgo de:

- Enfermedades cardíacas.
- Depresión y suicidio.
- Accidentes laborales o de tránsito.
- Diabetes y obesidad.

Dormir mal de forma crónica es como vivir en un estado de estrés silencioso.

20. ¿Es cierto que el sueño es el "tercer pilar" de la salud?

Sí, junto con la alimentación y el ejercicio, el sueño es esencial. Sin sueño, el sistema inmunológico se debilita, el metabolismo se altera y la mente se desregula. Cuidar el sueño es como regar las raíces: si se secan, ninguna flor crece.

II. Causas del insomnio (21–40)

21. ¿Por qué no puedo dormir si estoy muy cansado?

Porque el cansancio físico no siempre implica relajación mental. Si tu sistema nervioso simpático (el que prepara al cuerpo para "luchar o huir") sigue activado, no podrás conciliar el sueño aunque estés agotado. Es como tener el cuerpo en la cama pero la mente corriendo un maratón.

Ejemplo: Después de un día estresante en el trabajo, aunque te acuestes temprano, tu cerebro sigue procesando pendientes y no logra "apagarse".

22. ¿El estrés es la causa más común de insomnio?

Sí, el estrés agudo es la causa más frecuente del insomnio inicial. Si persiste, puede volverse crónico. El estrés activa el eje hipotálamo–hipófisis–adrenal, lo que eleva el cortisol y mantiene a la persona en estado de alerta. El cerebro interpreta el insomnio como "peligro" y el cuerpo responde con vigilancia, lo que dificulta aún más dormir.

23. ¿El insomnio puede ser hereditario?

Sí, hay predisposición genética. Si tus padres sufrían insomnio, ansiedad o trastornos afectivos, puedes tener mayor vulnerabilidad al insomnio. No se hereda el insomnio como tal, sino la predisposición a la hiperalerta o desregulación emocional.

24. ¿Puede haber insomnio sin causa aparente?

Sí, se denomina "insomnio idiopático". A menudo, tras evaluar, encontramos causas emocionales sutiles, rutinas inadecuadas o pensamientos disfuncionales sobre el sueño. Incluso, la "obsesión por dormir bien" puede generar insomnio paradójico.

25. ¿Qué medicamentos causan insomnio como efecto secundario?

- Antidepresivos activadores (fluoxetina, bupropión).
- Corticoides.
- Estimulantes.
- Descongestionantes.
- Betabloqueadores.

Siempre revisa con tu médico si algún fármaco reciente puede estar afectando tu sueño.

26. ¿El café causa insomnio aunque lo tome por la mañana?

Sí, en personas sensibles. La vida media de la cafeína es de 6 a 9 horas. En algunos, su efecto dura todo el día. Además, se acumula si tomas varias tazas.

Ejemplo: un paciente que solo tomaba café a las 9 a.m. dejó de hacerlo y, por primera vez en años, durmió profundamente.

27. ¿El insomnio está relacionado con la ansiedad?

Totalmente. Hay una relación bidireccional: la ansiedad genera insomnio y el insomnio empeora la ansiedad. Es un ciclo vicioso muy común. Dormir mal reduce la tolerancia al estrés y eleva la reactividad emocional.

28. ¿La depresión puede provocar insomnio?

Sí. De hecho, el insomnio es uno de los síntomas cardinales de la depresión. Puede manifestarse como dificultad para dormir, despertares tempranos o sueño no reparador. También ocurre el insomnio "con sonrisa" cuando el paciente se ve funcional, pero no logra dormir por un vacío emocional profundo.

29. ¿Qué enfermedades médicas pueden causar insomnio?

- Hipertiroidismo.
- Reflujo gastroesofágico.
- Dolor crónico.
- Menopausia.
- Síndrome de piernas inquietas.
- Apnea del sueño.
- Trastornos neurológicos (párkinson, demencias).

Por eso, siempre se debe hacer un diagnóstico integral.

30. ¿El insomnio puede ser un síntoma de inicio de demencia?

Sí. En algunos casos, las alteraciones del ritmo circadiano, las siestas prolongadas o el insomnio fragmentado preceden al deterioro cognitivo leve o demencia. El cerebro que empieza a perder su capacidad reguladora muestra señales sutiles a través del sueño.

31. ¿El uso del celular antes de dormir influye?

Muchísimo. La luz azul que emiten las pantallas inhibe la melatonina, lo cual retrasa el inicio del sueño. Además, el contenido emocional o estimulante genera activación mental.

Consejo: Apaga pantallas al menos 1 hora antes de dormir.

32. ¿Los trastornos hormonales influyen en el sueño?

Sí. El cortisol elevado (estrés), el hipertiroidismo, la menopausia (disminución de estrógeno y progesterona) y la andropausia pueden desregular el sueño. Los cambios hormonales no solo afectan el cuerpo, sino también el cerebro.

33. ¿Dormir con la TV encendida es malo?

Sí. Aunque te "distraiga", la luz intermitente y el sonido afectan el ritmo del sueño. Muchos pacientes se despiertan más cansados tras dormir con la televisión encendida. La mente no desconecta del todo cuando hay estimulación sensorial de fondo.

34. ¿Por qué duermo peor cuando tengo problemas personales?

Porque el sistema de alarma cerebral se activa. El sueño requiere una sensación mínima de seguridad emocional. Cuando hay conflicto, ansiedad o incertidumbre, el cerebro se mantiene vigilante. No es insomnio: es protección.

35. ¿Puede haber insomnio sin que uno se dé cuenta?

Sí. Algunos casos se presentan como fatiga, niebla mental, malhumor o dificultad de concentración. El paciente no recuerda despertares, pero su sueño es muy superficial. A veces, el problema no es "no dormir", sino no dormir bien.

36. ¿El alcohol ayuda o perjudica el sueño?

Perjudica. Aunque al principio relaja, su metabolismo genera un rebote excitatorio. Además, interfiere con la fase REM y la fase profunda. El sueño con alcohol es como una copia borrosa: parece descanso, pero no lo es.

37. ¿Fumar antes de dormir empeora el insomnio?

Sí, la nicotina es un estimulante del sistema nervioso central. Aumenta la frecuencia cardíaca y bloquea el inicio del sueño profundo. Incluso fumar un cigarro en la noche puede alterar el sueño por horas.

38. ¿El insomnio puede ser aprendido?

Sí. El cuerpo aprende a asociar la cama con angustia, frustración o lucha por dormir. Este "condicionamiento negativo" se convierte en el motor del insomnio crónico. Romper esa asociación es clave para la recuperación.

39. ¿Por qué tengo insomnio cuando viajo o cambio de lugar?

El cerebro interpreta un nuevo entorno como "potencialmente peligroso" y activa mecanismos de alerta. Es el "efecto de primera noche". También influye el jet lag, cambios de huso horario y rutinas. El cerebro necesita adaptación para relajarse en nuevas geografías.

40. ¿La menopausia puede causar insomnio?

Sí, los cambios hormonales reducen la calidad del sueño. Los sofocos nocturnos, la ansiedad, la depresión asociada y el envejecimiento del eje circadiano pueden producir insomnio. El tratamiento debe incluir atención ginecológica, psicológica y del sueño.

III. Diagnóstico clínico y evaluación (41–50)

41. ¿Cómo se diagnostica clínicamente el insomnio?

No existe un examen de sangre o radiografía para detectarlo. El diagnóstico es clínico: se basa en la historia del paciente, frecuencia y duración del problema, el impacto en la vida diaria, y la exclusión de causas médicas o psiquiátricas. Es un diagnóstico personalizado, que requiere escucha, empatía y comprensión de contexto. Un buen psiquiatra pregunta no solo "¿cuánto duermes?", sino también "¿qué pasa por tu mente mientras tratas de dormir?"

42. ¿Qué es la higiene del sueño?

Es el conjunto de hábitos y condiciones que favorecen el sueño reparador. Incluye:

- Tener horarios regulares para dormir y despertar.
- Evitar pantallas y comidas pesadas antes de acostarse.
- Mantener un ambiente oscuro, fresco y tranquilo.
- Usar la cama solo para dormir (no para ver televisión o trabajar).

Es como preparar el escenario ideal para que el sueño entre sin obstáculos.

43. ¿Qué papel tiene el psiquiatra en el tratamiento del insomnio?

El psiquiatra desempeña un papel clave en el tratamiento del insomnio. Evalúa si el insomnio es primario o secundario, si hay ansiedad, depresión o trauma involucrado. Puede prescribir medicación, terapia cognitivo-conductual (TCC-I) o acompañar un proceso emocional profundo. Dormir bien no es solo un acto fisiológico, también es un reflejo de la salud mental.

44. ¿Sirve hacer un diario del sueño?

Sí. Ayuda a detectar patrones, identificar factores que empeoran o mejoran el sueño, y ver la evolución. Apuntar a qué hora te acuestas, cuánto tardas en dormirte, cuántas veces te despiertas y cómo te sientes al despertar puede revelar mucho más que una sola consulta médica.

45. ¿El polisomnograma sirve para diagnosticar el insomnio?

No siempre. El polisomnograma es útil para descartar otros trastornos del sueño (como apnea, movimientos periódicos de piernas o narcolepsia). Pero el insomnio primario suele diagnosticarse sin necesidad de estudios de laboratorio. Se usa si hay sospecha de una causa fisiológica que interfiere en la arquitectura del sueño.

46. ¿Qué es la TCC-I?

Es la terapia cognitivo-conductual para el insomnio, la intervención no farmacológica con mayor evidencia científica. Incluye:

- Educación sobre el sueño.
- Restricción del tiempo en cama.
- Reestructuración de pensamientos negativos sobre dormir.
- Técnicas de relajación.

En vez de "forzar el sueño", enseña que el sueño llegue de manera natural.

47. ¿Hay que hacer estudios de laboratorio para estudiar el insomnio?

Solo si hay sospechas de enfermedades médicas subyacentes: hipertiroidismo, anemia, déficit de hierro, alteraciones hormonales. Por ejemplo, en mujeres con insomnio y caída de cabello, puede ser necesario revisar el tiroides.

48. ¿Qué es el síndrome de hipervigilancia?

Es un estado de alerta mental crónico. La persona no puede "bajar la guardia", incluso cuando el cuerpo está agotado. La mente sigue revisando, pensando, anticipando peligros o responsabilidades. Muy común en personas con trauma, ansiedad generalizada o personalidad perfeccionista.

49. ¿Por qué algunos pacientes no responden a los tratamientos comunes?

Porque el insomnio es multifactorial. A veces se trata solo con pastillas, pero no se abordan las emociones, las creencias, el entorno, la historia personal. Dormir mal no siempre se cura con dormir más, sino con descubrir por qué no puedes confiar en la noche.

50. ¿Cuándo debo consultar a un especialista del sueño?

- Si el insomnio dura más de un mes.
- Si no mejora con cambios de hábitos.
- Si hay sospecha de apnea, piernas inquietas o narcolepsia.
- Si hay un impacto serio en tu vida emocional, laboral o física.

El sueño es un derecho biológico. No debes resignarte a vivir cansado.

IV. Tratamientos médicos y farmacológicos (51-65)

51. ¿Cuál es el mejor medicamento para el insomnio?

No hay un "mejor" universal. Depende del tipo de insomnio (inicio, mantenimiento, despertares tempranos), del perfil del paciente (edad, historial médico, salud mental) y del riesgo de dependencia. La elección debe ser personalizada. A veces lo que sirve para uno, no sirve para otro.

Ejemplo: En una persona con ansiedad, puede preferirse mirtazapina; en otra con insomnio puro, zolpidem; y en un anciano, tal vez melatonina.

52. ¿Qué diferencia hay entre benzodiacepinas y no-benzodiacepinas?

- Las **benzodiacepinas** (como lorazepam, alprazolam, clonazepam) tienen efecto ansiolítico y sedante, pero alto riesgo de tolerancia, dependencia y deterioro cognitivo con el tiempo.
- Las **no-benzodiacepinas** (como zolpidem, eszopiclona) actúan más específicamente sobre los receptores del sueño, con menos efectos secundarios cognitivos.

Ambas deben usarse bajo control médico y por tiempo limitado.

53. ¿Por qué algunos médicos no recetan clonazepam para dormir?

Porque tiene una vida media muy larga. Aunque ayuda a dormir, su efecto dura más de 12 horas, lo que puede provocar somnolencia diurna, aturdimiento y afecta la memoria. Además, genera tolerancia y dependencia. Su uso para el insomnio debe ser muy cuidadoso y en casos específicos.

54. ¿Qué es el zolpidem y cómo actúa?

Es un hipnótico no-benzodiacepínico que se une a receptores GABA-A específicos, induciendo el sueño rápidamente. Tiene corta duración (ideal para insomnio de inicio).

- Ventaja: Menor riesgo de dependencia.
- Desventaja: Puede causar sonambulismo, amnesia o confusión en algunas personas.

55. ¿Qué pasa si tomo pastillas para dormir por mucho tiempo?

Se genera tolerancia (cada vez necesitas más dosis) y dependencia (te cuesta dormir sin ellas). Al suspenderlas de golpe, aparece el insomnio de rebote. Por eso, deben usarse como herramienta puntual, no como muleta permanente.

56. ¿Qué son los antihistamínicos para dormir?

Son medicamentos para alergias que tienen efecto sedante (como difenhidramina). Se venden sin receta, pero su uso prolongado puede causar somnolencia residual, estreñimiento y dificultad para orinar, especialmente en adultos mayores. Se usan como opción temporal o en personas que no pueden tomar otros fármacos.

57. **¿Qué es la doxepina en bajas dosis?**
Es un antidepresivo tricíclico que, a dosis bajas (3–6 mg), actúa como bloqueador de histamina, y ayuda a mantener el sueño sin generar dependencia ni efectos anticolinérgicos importantes. Ideal para insomnio de mantenimiento (despertares frecuentes).

58. **¿La melatonina es un medicamento?**
No exactamente. Es una hormona que el cuerpo produce de forma natural al anochecer. Tomarla en forma de suplemento puede ayudar a sincronizar el ciclo sueño-vigilia, pero no actúa como un sedante potente. Es útil para los efectos del *jet lag*, los trabajadores nocturnos y los ancianos con disminución natural de melatonina.

59. **¿Qué dosis de melatonina es segura?**
Entre 0,3 y 5 mg, dependiendo del caso. Dosis más altas pueden ser contraproducentes: generan somnolencia diurna o efectos paradójicos. Siempre debe tomarse a la misma hora (idealmente entre 8 y 10 p.m.).

60. **¿Existen antidepresivos que ayuden a dormir?**
Sí. Algunos como **mirtazapina**, **trazodona** y **doxepina** en dosis bajas tienen efecto sedante. Son útiles cuando el insomnio está asociado a depresión, ansiedad o trauma. La trazodona es especialmente usada en pacientes con insomnio reactivo a duelo o ansiedad.

61. **¿Sirve el cannabidiol (CBD) para dormir?**
En algunos pacientes sí, especialmente si el insomnio es secundario a la ansiedad. Sin embargo, la evidencia científica aún es limitada y no está regulado de forma homogénea. Puede ayudar a relajarse, pero no debe sustituir tratamientos médicos bien indicados.

62. ¿La quetiapina se puede usar para dormir?

A veces se utiliza en dosis bajas por su efecto sedante, pero es un antipsicótico con muchos efectos secundarios (aumento de peso, sedación excesiva, riesgo metabólico). No es primera opción salvo en pacientes con trastornos psiquiátricos complejos. No debe usarse como somnífero de rutina.

63. ¿Se puede combinar más de un medicamento para dormir?

Sí, pero solo bajo supervisión médica. En casos de insomnio resistente, se pueden combinar fármacos con mecanismos distintos o un medicamento con melatonina. La clave está en usar la menor dosis efectiva con el menor riesgo posible.

64. ¿Se puede dejar el medicamento de golpe?

No. Especialmente en el caso de benzodiacepinas, suspender de forma abrupta puede causar insomnio severo, ansiedad e incluso síntomas físicos de abstinencia. La retirada debe ser gradual, y preferentemente acompañada de TCC-I u otros recursos no farmacológicos.

65. ¿Hay fármacos nuevos para el insomnio?

Sí. Están en estudio medicamentos que actúan sobre el sistema de orexina; por ejemplo, el Suvorexant que regula la vigilia. También hay avances en fármacos que trabajan con el sistema adenosinérgico y melatoninérgico. Prometen menor riesgo de dependencia y mejor perfil de seguridad.

V. Terapias no farmacológicas y hábitos (66–75)

66. ¿Qué es la terapia cognitivo-conductual para el insomnio (TCC-I)?

Es una intervención psicológica estructurada que ayuda a identificar y cambiar pensamientos, conductas y emociones que interfieren con el sueño. Incluye técnicas como:

- El control de estímulos.
- La restricción del sueño.

- La reestructuración cognitiva.
- La educación sobre el sueño.
- Las técnicas de relajación.

Tiene una eficacia comparable o superior a los medicamentos y sin efectos secundarios.

67. ¿Funciona la TCC-I tanto como los medicamentos?

Sí, e incluso más a largo plazo. Mientras que los medicamentos ayudan de inmediato pero pueden generar dependencia, la TCC-I ofrece herramientas duraderas para reentrenar el cerebro.

Un estudio mostró que más del 75 % de los pacientes mejoran significativamente con TCC-I.

68. ¿Qué es el "control de estímulos"?

Es una técnica para reentrenar el cerebro a asociar la cama únicamente con el sueño (y no con frustración, celular o preocupaciones).

- Regla clave: Solo usar la cama para dormir o tener actividad sexual.
- Si no duermes en 20 minutos, levántate, haz algo relajante y vuelve luego.

69. ¿En qué consiste la "restricción del sueño"?

Se reduce el tiempo que pasas en la cama al tiempo real que estás durmiendo. Esto genera "hambre de sueño" y mejora la eficiencia del descanso. Luego se va aumentando gradualmente el tiempo en cama a medida que mejora la calidad del sueño.

70. ¿Cómo ayuda la meditación o el *mindfulness*?

Disminuyen la rumiación mental, bajan los niveles de cortisol y entrenan al cerebro a no engancharse en pensamientos automáticos. Muchos pacientes descubren que meditar 10 minutos antes de acostarse les cambia la relación con la noche.

71. ¿Qué ejercicios sirven para dormir mejor?

Ejercicio aeróbico moderado durante el día (caminar, nadar, bicicleta) ayuda a dormir más profundo. Se debe evitar el ejercicio intenso en la noche, ya que activa el sistema simpático.

72. ¿Las plantas medicinales ayudan?

Sí, algunas tienen efecto sedante suave: valeriana, pasiflora, lavanda, manzanilla y melisa. Son útiles como complemento en insomnios leves o al iniciar una deshabituación de fármacos.

73. ¿Sirve tomar leche caliente o té?

Sí, por el valor simbólico y ritual. La leche contiene triptófano, precursor de la melatonina. Un té caliente también puede funcionar como señal de calma para el cuerpo.

74. ¿Qué debe incluir una buena rutina nocturna?

- Horario constante.
- Iluminación tenue.
- Lectura o música suave.
- Alejarse de pantallas.
- Baño caliente o meditación.

Repetir la rutina cada noche le enseña al cuerpo que es hora de descansar.

75. ¿El insomnio puede mejorar sin medicación?

Sí. Muchos casos se resuelven solo con cambios en hábitos, enfoque psicológico y manejo emocional. La clave es comprender qué lo alimenta y desmontarlo poco a poco.

VI. Insomnio en poblaciones especiales (76–90)

76. ¿Qué hacer si tengo insomnio durante el embarazo?

Evitar la medicación, salvo indicación médica. Usar técnicas de relajación, rutinas suaves, ejercicios respiratorios, y buscar apoyo emocional. El insomnio en el embarazo suele mejorar después del primer trimestre.

77. ¿Qué medicamentos se pueden usar en embarazo sin riesgo?

Melatonina en dosis bajas, difenhidramina ocasional o ciertos antidepresivos como mirtazapina, según cada caso, siempre bajo control médico.

78. ¿El insomnio en la tercera edad es normal?

No. Es frecuente, pero no inevitable. Puede haber más despertares, pero si hay cansancio constante, debe evaluarse. La luz solar, la actividad diurna y la rutina son claves.

79. ¿Qué causa insomnio en los adultos mayores?

Dolores crónicos, medicamentos, soledad, cambios hormonales y demencias iniciales. No debe asumirse como parte del envejecimiento.

80. ¿Cómo tratar el insomnio en ancianos sin riesgo?

- Evitar benzodiacepinas.
- Usar melatonina o TCC-I.
- Exposición a la luz solar matutina.
- Actividades diurnas placenteras.

La rutina diaria es tan importante como la noche.

81. ¿Es común el insomnio en niños?

Sí, por miedo nocturno, falta de límites, exposición a pantallas o ansiedad. También puede ser síntoma de TDAH o trastornos del neurodesarrollo.

82. ¿Cómo manejar el insomnio infantil sin medicamentos?

- Rutina estricta.
- Cero pantallas antes de dormir.
- Recompensas por dormir en su cama.
- Lectura relajante.

El niño necesita asociar la cama con seguridad.

83. ¿Cuándo hay que preocuparse por el insomnio en un niño?

Cuando dura más de un mes, afecta el rendimiento escolar, genera irritabilidad extrema o hay regresión de hábitos.

84. ¿Qué hacer si trabajo de noche y no puedo dormir bien?

- Dormir en habitación oscura.
- Usar máscara y tapones.
- Evitar cafeína antes de dormir.
- Exposición a luz solar al despertar.

El cuerpo no está diseñado para dormir de día, pero se puede entrenar.

85. ¿Los trabajadores nocturnos desarrollan más insomnio crónico?

Sí. Su ritmo circadiano está desfasado y eso afecta la melatonina, el cortisol y la calidad del sueño.

86. ¿Las personas con insomnio son más sensibles emocionalmente?

A menudo sí. El insomnio afecta el sistema límbico, haciendo a las personas más reactivas, ansiosas o deprimidas.

87. ¿El insomnio puede indicar un trauma no procesado?

Sí. En muchos casos, hay un evento emocional no resuelto que reaparece en la noche, cuando la mente está más libre. La noche hace de espejo de lo que se evitó durante el día.

88. ¿Por qué los pensamientos negativos aparecen de modo más fuerte de noche?

Porque el entorno se calla y emerge el diálogo interno. El silencio amplifica lo que no fue atendido emocionalmente.

89. ¿Qué papel juega el subconsciente en el insomnio?

El subconsciente juega un papel enorme en el insomnio. A veces el insomnio es la forma que tiene el alma de decir "hay algo que debes mirar". No dormir puede ser más profundo que un simple desajuste fisiológico.

90. ¿Existe el insomnio espiritual?

Sí. Personas que están en crisis de sentido, duelos, búsquedas interiores o cambios de vida pueden sufrir insomnio inexplicable. Es una "vigilia del alma" que necesita ser acompañada, no silenciada.

VII. Reflexiones clínicas y humanas sobre el insomnio (91–100)

91. ¿El insomnio cambia a las personas?

Sí. Las vuelve más frágiles, inseguras, sensibles o incluso más sabias. Muchos pacientes sienten que "ya no son los mismos". Dormir es un ancla y, cuando se pierde, se tambalean muchas otras cosas.

92. ¿Puede haber sabiduría en el insomnio?

Sí. A veces es el inicio de una transformación. Muchos pacientes descubren verdades profundas sobre sí mismos en la quietud de la noche. La falta de sueño puede abrir preguntas existenciales que durante el día se evaden.

93. ¿Por qué algunos insomnes se sienten más creativos de noche?

Porque el silencio despierta el hemisferio derecho del cerebro, más intuitivo y simbólico. La noche activa lo onírico, lo emocional, lo no lineal.

94. ¿El insomnio puede sanar sin tratamiento?

Sí, si se identifica y se resuelve la causa de fondo. Cambiar hábitos, atender emociones, mejorar el entorno y transformar creencias sobre el sueño puede ser suficiente.

95. ¿Qué es lo peor que se le puede decir a alguien con insomnio?

"Relájate y duerme", "es psicológico", "yo también dormí mal anoche". Estas frases minimizan el sufrimiento y hacen sentir al paciente incomprendido.

96. ¿Qué ayuda más: ser entendido o ser medicado?

Ser entendido. Porque cuando el paciente se siente contenido y acompañado, su sistema nervioso empieza a relajarse.

97. ¿Los sueños tienen relación con el insomnio?

Sí. Muchas veces, cuando se logra dormir después de días de insomnio, los sueños se intensifican como forma de procesar lo pendiente.

98. ¿Cómo saber si el tratamiento está funcionando?

Cuando mejoras no solo en horas dormidas, sino en energía, ánimo, esperanza y relación con la noche. Dormir bien es volver a confiar en uno mismo y en el mundo.

99. ¿Qué hago si ya probé todo y nada funciona?

Pregúntate: ¿realmente lo probé todo? ¿Me acompañaron emocionalmente? ¿Fui paciente? ¿Acepté la noche como proceso y no como enemigo? Tal vez no necesitas otra pastilla, sino otra mirada.

100. ¿Y usted, doctor, qué ha aprendido de sus pacientes con insomnio?

Detrás del insomnio hay una historia. Cada noche sin dormir es una búsqueda, un dolor, una resistencia o una verdad no dicha. Ayudar a alguien a dormir no es solo un acto médico: es un acto profundamente humano y espiritual.

Dormir es un acto de fe

Dormir es entregarse. Es decirle al cuerpo: "confío en ti", a la mente: "puedes soltar" y al alma: "estás a salvo". Por eso el insomnio no siempre se cura con fármacos, sino con presencia, compasión y transformación. Ojalá estas 100 respuestas sean luz para quienes caminan en la noche buscando descanso y también sentido.

GLOSARIO ONÍRICO SIMBÓLICO

El glosario está diseñado como una herramienta de autointerpretación. No da significados fijos, sino posibles resonancias, abiertas al diálogo con el soñador. Los símbolos actúan como sombras del alma: puertas entre el inconsciente y el despertar. Todo símbolo soñado es un espejo. Lo que revela depende de quién se atreva a mirar. A continuación se presentan 100 símbolos.

1. AGUA

Nivel emocional: El agua representa el estado emocional. Su forma, color y movimiento indican el flujo interno del alma: tranquilidad, turbulencia, represión o liberación.

Nivel arquetípico: En la mitología, el agua es origen, caos primordial, madre cósmica y abismo. Representa lo femenino profundo, lo matricial.

Nivel espiritual: Es símbolo de purificación, de bautismo interior. Sumergirse es la muerte de una identidad y el renacimiento de otra. El agua enseña a fluir, a dejar ir, a confiar en lo invisible.

2. SERPIENTE

Nivel emocional: Expresa el miedo instintivo, la energía sexual reprimida, la agresividad contenida o la desconfianza.

Nivel arquetípico: En casi todas las culturas la serpiente es símbolo de sabiduría, transformación, muerte y renacimiento. Es el ouroboros, el ciclo eterno.

Nivel espiritual: Representa la energía kundalini dormida en la base de la columna, la serpiente que asciende al despertar. Puede anunciar un proceso de iluminación, aunque a veces incómodo o disruptivo.

3. VUELO

Nivel emocional: Necesidad de escapar, búsqueda de libertad, sensación de expansión o evasión de conflictos.

Nivel arquetípico: Arquetipo del alma liberada, del chamán, del héroe espiritual. Es el viaje de Perseo, de Ícaro, del ángel.

Nivel espiritual: Indica elevación de la conciencia, desapego del ego, contacto con planos superiores o experiencias fuera del cuerpo.

4. CAÍDA

Nivel emocional: Inseguridad, pérdida de control, ansiedad ante el fracaso o la crítica.

Nivel arquetípico: El descenso mítico (Orfeo, Inanna, Jesús en el inframundo). Caer es también entrar al reino de las sombras.

Nivel espiritual: Puede señalar una necesaria rendición del ego, una depuración del orgullo, un llamado a tocar tierra o reconectar con lo esencial.

5. LABERINTO

Nivel emocional: Confusión, indecisión, sensación de estar atrapado en dilemas sin salida clara.

Nivel arquetípico: El viaje del héroe a su centro. El minotauro en su interior. El hilo de Ariadna como promesa de retorno.

Nivel espiritual: Representa el camino iniciático hacia el núcleo del alma. Solo se accede a la salida pasando por el centro.

6. FUEGO

Nivel emocional: Ira, pasión, deseo intenso o rabia reprimida.

Nivel arquetípico: El fuego de Prometeo, la llama del sacrificio, la forja del alma. Purifica, destruye y transforma.

Nivel espiritual: Es la chispa divina, el despertar del espíritu, la energía del corazón ardiendo por una verdad superior.

7. ESPEJO

Nivel emocional: Reflejo de la autoimagen. ¿Cómo se percibe el soñador a sí mismo, o cómo cree que lo ven los demás?

Nivel arquetípico: El espejo como portal a otra dimensión (Alicia), como trampa o verdad revelada.

Nivel espiritual: Mirar el espejo en sueños y no reconocerse es una señal de cambio interno profundo. Puede señalar la necesidad de ver el "yo real" más allá del ego.

8. PUERTA

Nivel emocional: Deseo de cambio, temor ante lo desconocido, oportunidad no aprovechada o por tomar.

Nivel arquetípico: Umbral entre mundos. La puerta es la frontera entre lo conocido y lo misterioso.

Nivel espiritual: Representa una iniciación, una apertura a un nuevo estado de conciencia. Cruzarla puede marcar el paso a una nueva etapa de vida interior.

9. ESCALERA

Nivel emocional: Esfuerzo, progreso, ansiedad por llegar a una meta o miedo al fracaso.

Nivel arquetípico: Camino de ascenso o descenso entre planos. Jacob soñó una escalera al cielo.

Nivel espiritual: Simboliza la elevación del alma, el paso por niveles de conciencia. Escalar puede indicar una evolución espiritual activa.

10. OSCURIDAD

Nivel emocional: Miedo, incertidumbre, sensación de no saber qué hacer o hacia dónde ir.

Nivel arquetípico: La noche del alma, el inconsciente profundo, el vacío fecundo.

Nivel espiritual: Espacio de gestación interior, donde lo invisible madura en silencio. La oscuridad enseña a ver con el alma.

11. ÁRBOL

Nivel emocional: Búsqueda de estabilidad, crecimiento interior, conexión con las raíces.

Nivel arquetípico: *Axis mundi*, árbol de la vida, el puente entre el cielo y la tierra.

Nivel espiritual: Representa el alma conectada a los mundos. Sus raíces están en lo profundo, sus ramas en la luz.

12. ANCIANO

Nivel emocional: Conexión con el saber interior, respeto, temor a la vejez o necesidad de guía.

Nivel arquetípico: El sabio del bosque, el mentor, el Senex.

Nivel espiritual: Presencia del maestro interno o de un guía espiritual transpersonal. Su aparición es bendición y enseñanza.

13. NIÑO

Nivel emocional: Nostalgia, inocencia perdida, heridas infantiles, ternura, desprotección.

Nivel arquetípico: El *Puer aeternus*, la parte eterna del alma que juega y sueña.

Nivel espiritual: Representa el yo original, el ser antes de las máscaras, lo divino aún no corrompido.

14. CAVERNA

Nivel emocional: Introspección, encierro psíquico, exploración de lo oculto.

Nivel arquetípico: Útero simbólico, el descenso iniciático. La caverna de Platón y el despertar.

Nivel espiritual: Representa el centro oscuro de donde brota la luz interior. Quien entra en la cueva con valor sale transformado.

15. VIENTO

Nivel emocional: Cambio inminente, agitación interior, pensamientos volátiles.

Nivel arquetípico: El aliento del espíritu, el soplo divino, el mensajero invisible.

Nivel espiritual: Energía sutil que anuncia movimiento. Puede representar la voz de lo superior o el inicio de una nueva etapa.

16. LLUVIA

Nivel emocional: Llanto del alma, melancolía, limpieza emocional.

Nivel arquetípico: Derramamiento, fertilidad, bendición o tristeza arcaica.

Nivel espiritual: Purificación del corazón, apertura a nuevas emociones. La lluvia en sueños suele anunciar renovación.

17. RÍO

Nivel emocional: Flujo emocional, transición, paso de una etapa a otra.

Nivel arquetípico: Río del tiempo, del alma, del olvido (Lete) o de la memoria.

Nivel espiritual: Camino del alma que fluye sin resistencia. Puede simbolizar el viaje hacia la totalidad.

18. SANGRE

Nivel emocional: Dolor, pasión, heridas internas aún abiertas.

Nivel arquetípico: Fuerza vital, pacto, sacrificio, herencia ancestral.

Nivel espiritual: Energía de vida en su forma más cruda. Puede anunciar una transformación profunda por medio del dolor o la entrega.

19. LABIOS

Nivel emocional: Deseo, comunicación, expresión o falta de ella.

Nivel arquetípico: Puerta entre mundos, símbolo de seducción y verdad.

Nivel espiritual: Canal de manifestación. Si en sueños se besa o se calla, el alma está hablando en susurros.

20. ESQUELETO

Nivel emocional: Miedo a la muerte, fragilidad, verdad desnuda.

Nivel arquetípico: La estructura esencial, la muerte como parte de la vida.

Nivel espiritual: Representación de lo eterno, de lo que queda cuando todo lo falso se ha ido.

21. GATO

Nivel emocional: Independencia emocional, intuición, sensualidad contenida o sigilo en las relaciones.

Nivel arquetípico: Animal lunar, asociado a lo femenino misterioso, a lo oculto, a lo no domesticado.

Nivel espiritual: Guía del mundo sutil. Su aparición en sueños puede señalar la necesidad de confiar en la intuición o de contactar con tu sombra femenina.

22. LOBO

Nivel emocional: Instinto puro, necesidad de fuerza, alerta ante amenazas.

Nivel arquetípico: El depredador solitario, pero también el protector de la manada. En muchos mitos, es iniciador del héroe (como en Rómulo y Remo).

Nivel espiritual: Representa la fuerza vital sin domesticación. Puede ser guía, sombra o señal de llamado interior hacia el poder olvidado.

23. MAR

Nivel emocional: Magnitud emocional, pérdida de control sobre lo que se siente.

Nivel arquetípico: El inconsciente colectivo, lo infinito, la Gran Madre.

Nivel espiritual: Sumergirse en el mar puede simbolizar un retorno al origen, o una entrega total al misterio que sostiene la vida.

24. NIEVE

Nivel emocional: Frialdad afectiva, contención, inhibición de emociones.

Nivel arquetípico: El tiempo detenido, la muerte blanca, la pureza incorrupta.

Nivel espiritual: Un sueño con nieve puede hablar de una etapa de retiro interior necesario, donde la vida se conserva bajo la quietud.

25. DRAGÓN

Nivel emocional: Miedo al poder interior, conflictos con lo instintivo.

Nivel arquetípico: Guardián del tesoro, enemigo del héroe, o forma del sabio interior.

Nivel espiritual: El dragón soñado puede ser tanto un obstáculo como un maestro. Enfrentarlo equivale a atravesar una transformación radical del alma.

26. LLAVE

Nivel emocional: Deseo de abrir posibilidades, solución oculta, bloqueo interno.

Nivel arquetípico: Objeto de revelación. Es la promesa del acceso al misterio.

Nivel espiritual: Encontrar o usar una llave en sueños es una señal de apertura, de estar listo para cruzar un umbral de conciencia.

27. MURO

Nivel emocional: Obstáculo emocional o psíquico que impide avanzar o expresar.

Nivel arquetípico: Límite entre el yo y el otro, entre el yo consciente y lo inconsciente.

Nivel espiritual: Soñar con muros puede ser una invitación a derribar creencias o estructuras que ya no sirven al alma.

28. TELARAÑA

Nivel emocional: Sentimiento de estancamiento, manipulación o atrapamiento emocional.

Nivel arquetípico: La red de la vida, la tejedora del destino, como en las Parcas o Ariadna.

Nivel espiritual: Puede representar la interconexión de todas las cosas o advertir sobre trampas sutiles en el camino del alma.

29. CUERPO DESNUDO

Nivel emocional: Vulnerabilidad, vergüenza o necesidad de mostrarse auténtico.

Nivel arquetípico: El ser esencial, sin máscaras. La verdad que se revela en su forma pura.

Nivel espiritual: El sueño de estar desnudo puede indicar un proceso de despojo espiritual o el deseo del alma de ser vista tal como es.

30. LABIOS COSIDOS O CERRADOS

Nivel emocional: Represión, silencio impuesto o miedo a decir la verdad.

Nivel arquetípico: Castigo de las Moiras, el mito de Filomela, la voz robada.

Nivel espiritual: Un llamado profundo a liberar la palabra interior, la expresión del alma atrapada en el mutismo.

31. TREN

Nivel emocional: Movimiento vital, dirección, miedo a perder oportunidades.

Nivel arquetípico: El vehículo de la vida, del destino colectivo.

Nivel espiritual: Si el soñador pierde el tren, puede estar ignorando un llamado del alma. Si lo toma, avanza hacia un nuevo ciclo.

32. SANGRE MENSTRUAL

Nivel emocional: Renovación, rechazo o aceptación del cuerpo. Conflictos con lo femenino.

Nivel arquetípico: Fertilidad, muerte y renacimiento. El ciclo como puente con lo eterno.

Nivel espiritual: Sangre sagrada. Soñar con ella puede hablar de liberación creativa, intuición en crecimiento o despertar del poder femenino.

33. VÓMITO

Nivel emocional: Rechazo, necesidad de expulsar lo tóxico o lo no digerido.

Nivel arquetípico: Purga ritual, crisis transformadora, transgresión.

Nivel espiritual: Liberación necesaria para sanar. El alma está limpiando aquello que no le pertenece.

34. CABALLO

Nivel emocional: Energía, deseo, impulso vital contenido o desbordado.

Nivel arquetípico: Animal solar, psicopompo (guía de almas), símbolo de nobleza.

Nivel espiritual: Montar un caballo en sueños puede indicar la armonía entre el alma y el cuerpo o la necesidad de liberarse del control excesivo.

35. BUITRE

Nivel emocional: Miedo al juicio, a la muerte, sensación de estar siendo vigilado.

Nivel arquetípico: Guardián del umbral, purificador. En Egipto era símbolo de la madre protectora.

Nivel espiritual: Puede indicar la necesidad de limpiar energías estancadas o relaciones caducas. El alma recicla lo que ya no sirve.

36. CEMENTERIO

Nivel emocional: Dolor no resuelto, duelo inconsciente, memoria persistente.

Nivel arquetípico: El campo de los ancestros, de lo enterrado, de los ciclos.

Nivel espiritual: Lugar de descanso del alma. Un sueño de cementerio puede significar fin de una etapa y apertura a lo nuevo tras el duelo interior.

37. CIELO ESTRELLADO

Nivel emocional: Esperanza, contemplación, anhelo de sentido.

Nivel arquetípico: El cosmos, el orden invisible, la bóveda de los dioses.

Nivel espiritual: Conexión con el alma del mundo. Un llamado a reconectar con lo infinito, con el origen cósmico del alma.

38. ESPEJO QUE NO REFLEJA

Nivel emocional: Confusión de identidad, pérdida del yo, autoimagen distorsionada.

Nivel arquetípico: El espejo de la reina (Blancanieves), la negación del alma.

Nivel espiritual: Señal de disociación. El alma quiere ser reconocida en su verdad, no en la máscara. Puede indicar un despertar inminente.

39. DIENTES QUE CAEN

Nivel emocional: Inseguridad, temor al juicio social, pérdida de poder.

Nivel arquetípico: Muerte simbólica, cambio de etapa, caída del ego infantil.

Nivel espiritual: Renuncia a las formas antiguas del poder o la expresión. Preparación para un nuevo lenguaje interior.

40. RELOJ ROTO

Nivel emocional: Sensación de pérdida de control, ansiedad por el paso del tiempo.

Nivel arquetípico: Fin de un ciclo, ruptura del orden cronológico.

Nivel espiritual: El alma entra en *kairos* (tiempo sagrado), liberación del tiempo lineal. El reloj roto indica que el alma busca vivir su propio ritmo.

41. ALAS

Nivel emocional: Deseo de liberación, de salir de una situación limitante.

Nivel arquetípico: Símbolo angélico, imagen del alma, atributo de lo celestial.

Nivel espiritual: Indican que el alma está lista para volar hacia planos superiores de conciencia o para abrazar su misión más alta.

42. NACIMIENTO

Nivel emocional: Comienzo de una nueva etapa, impulso creativo, vulnerabilidad inicial.

Nivel arquetípico: Renacimiento del héroe, el nacimiento simbólico tras el descenso.

Nivel espiritual: Marca una iniciación, el comienzo de una nueva encarnación interior. El alma se muestra desnuda y lista para aprender de nuevo.

43. MUERTE

Nivel emocional: Miedo al cambio, duelo inconsciente, ansiedad por pérdida.

Nivel arquetípico: Transformación, fin de un ciclo, viaje al inframundo.

Nivel espiritual: No es final sino tránsito. Simboliza la transmutación del yo, la desaparición del ego para que nazca lo esencial.

44. MONTAÑA

Nivel emocional: Desafío, obstáculo, necesidad de perspectiva.

Nivel arquetípico: Lugar de revelación y encuentro con lo divino (Sinaí, Olimpo, Kailash).

Nivel espiritual: Representa el ascenso del alma hacia su cima. Escalarla es cruzar grados de conciencia. Desde la cumbre se contempla el alma entera.

45. ROPA SUCIA O ROTA

Nivel emocional: Vergüenza, inseguridad, sensación de inadecuación.

Nivel arquetípico: El exilio del héroe, el disfraz que ya no sirve.

Nivel espiritual: Indica la necesidad de despojarse de identidades pasadas. A veces el alma exige mostrarse tal cual es.

46. PUENTE

Nivel emocional: Transición emocional, intento de conectar dos aspectos internos.

Nivel arquetípico: Camino entre mundos, vínculo entre lo consciente y lo inconsciente.

Nivel espiritual: Paso hacia un nuevo nivel del ser. Cruzarlo es atreverse a cambiar de estado.

47. ESCALERA ROTA

Nivel emocional: Frustración, inseguridad sobre el propio crecimiento.

Nivel arquetípico: Trampa del ego, caída del orgullo.

Nivel espiritual: El camino está siendo corregido por el alma. A veces la caída es la única forma de aprender a volar.

48. ARENA

Nivel emocional: Inestabilidad, sensación de que algo se esfuma entre las manos.

Nivel arquetípico: El tiempo, el olvido, lo efímero.

Nivel espiritual: Llamado a vivir el presente. La arena enseña a construir en lo esencial, no en lo permanente.

49. CUERDA

Nivel emocional: Necesidad de apoyo, sensación de estar atado o dependiente.

Nivel arquetípico: Hilo del destino, como el de las Parcas, o el de Ariadna en el laberinto.

Nivel espiritual: Puede ser símbolo de conexión espiritual o de guía interna. Si se rompe, indica una liberación necesaria.

50. ESPIRAL

Nivel emocional: Repetición de patrones, ansiedad cíclica, confusión.

Nivel arquetípico: Movimiento de la vida, del ADN, del alma.

Nivel espiritual: Símbolo de evolución interior. En sueños señala que el alma está transitando su propio camino ascendente.

51. BOSQUE

Nivel emocional: Confusión psíquica, pérdida de orientación.

Nivel arquetípico: Territorio de prueba, de iniciación, del encuentro con lo salvaje.

Nivel espiritual: El bosque es la selva del alma. Quien entra busca su esencia. Quien encuentra el claro se transforma.

52. NIEBLA

Nivel emocional: Incertidumbre, evasión de la realidad, confusión emocional.

Nivel arquetípico: El velo entre mundos, el umbral entre lo conocido y lo oculto.

Nivel espiritual: La niebla no bloquea: revela lo que no puede verse con los ojos. Señala un tránsito iniciático.

53. HERIDA

Nivel emocional: Dolor aún activo, emoción reprimida, trauma latente.

Nivel arquetípico: Marca del iniciado, herida del sanador (Quirón).

Nivel espiritual: El lugar donde entra la luz. El alma revela su punto más humano y, por eso, más sagrado.

54. CRUZ

Nivel emocional: Carga, sacrificio emocional, destino doloroso.

Nivel arquetípico: Unión de opuestos, eje mundo-cielo, símbolo crístico.

Nivel espiritual: La cruz en sueños puede representar una prueba espiritual o la necesidad de integrar polaridades internas.

55. LLUVIA DE FUEGO

Nivel emocional: Colapso emocional, ira, desesperación.

Nivel arquetípico: Ira divina, purificación total, apocalipsis personal.

Nivel espiritual: El alma está quemando lo viejo para abrir paso a lo nuevo. Una visión de renovación radical.

56. LUNA

Nivel emocional: Ciclos, emociones cambiantes, misterio de lo femenino.

Nivel arquetípico: Diosa madre, lo oculto, el inconsciente, lo cíclico.

Nivel espiritual: La luna es guía del alma nocturna. Puede señalar que el soñador está entrando en contacto con su sabiduría lunar.

57. ECLIPSE

Nivel emocional: Confusión entre lo que se siente y lo que se muestra.

Nivel arquetípico: La interrupción del ciclo natural. En los mitos, presagio.

Nivel espiritual: Momento de sombra interior. Lo oculto se manifiesta, lo negado busca ser visto. Tiempo de revelación.

58. LLAMA QUE NO QUEMA

Nivel emocional: Emoción intensa que no daña. Amor profundo, visión viva.

Nivel arquetípico: El fuego sagrado, la zarza ardiente.

Nivel espiritual: Presencia divina en el interior. El alma arde sin consumirse. Es el centro eterno del ser.

59. BÚHO

Nivel emocional: Vigilancia, intuición activa, necesidad de observar.

Nivel arquetípico: Guardián del saber oculto, símbolo de Atenea.

Nivel espiritual: Señal de sabiduría ancestral. El búho guía en la noche psíquica, en la oscuridad del inconsciente.

60. ANILLO

Nivel emocional: Compromiso, pertenencia, ciclo que se cierra.

Nivel arquetípico: Eternidad, unión, alianza mística.

Nivel espiritual: El alma está sellando un pacto. Puede simbolizar un voto interno o el reconocimiento de un ciclo kármico completado.

61. CÍRCULO

Nivel emocional: Búsqueda de protección, necesidad de contención emocional.

Nivel arquetípico: Unidad, totalidad, símbolo del ciclo eterno. Mandala.

Nivel espiritual: Representa la perfección del alma, el retorno al centro. El círculo es el alma reconociéndose como infinita.

62. ARAÑA

Nivel emocional: Sentimiento de amenaza cercana, manipulación, ansiedad sutil.

Nivel arquetípico: La tejedora del destino, figura creativa y destructiva.

Nivel espiritual: Es el alma como tejedora de realidades. Puede representar el poder creador oculto o la advertencia de una red kármica enredada.

63. ESQUELETO

Nivel emocional: Miedo a lo esencial, vulnerabilidad desnuda, ansiedad existencial.

Nivel arquetípico: Lo que permanece después de la transformación. El hueso es el símbolo de la verdad cruda.

Nivel espiritual: Representa lo imperecedero, el alma despojada de sus ropajes. Es la verdad última, sin adornos.

64. RAYO

Nivel emocional: Impacto emocional repentino, trauma o epifanía.

Nivel arquetípico: Mensaje divino (Zeus, Yahvé), revelación súbita.

Nivel espiritual: Iluminación veloz. El rayo parte la noche de la conciencia. Puede señalar un despertar súbito, disruptivo pero necesario.

65. LADRÓN

Nivel emocional: Sensación de pérdida, traición, inseguridad emocional.

Nivel arquetípico: El *Trickster*, el que rompe reglas y revela sombras.

Nivel espiritual: Puede indicar que algo interno (una parte reprimida) "roba" atención. El alma pide recuperar lo olvidado.

66. VENTANA

Nivel emocional: Deseo de escapar o de mirar hacia otras posibilidades.

Nivel arquetípico: Umbral entre mundos, entre interior y exterior.

Nivel espiritual: Apertura al alma. Ver por una ventana en sueños puede significar vislumbrar un nuevo nivel de conciencia aún inaccesible.

67. SILLA VACÍA

Nivel emocional: Soledad, abandono, ausencia significativa.

Nivel arquetípico: El trono del alma aún no ocupado, o el maestro que falta.

Nivel espiritual: Una invitación. La silla vacía es el lugar destinado a una parte del alma que aún debe encarnarse.

68. LLANTO

Nivel emocional: Liberación de emociones reprimidas, tristeza no expresada.

Nivel arquetípico: Agua del alma, dolor ritual, duelo transformador.

Nivel espiritual: Las lágrimas en sueños son una purificación. El alma se aligera para poder cruzar hacia otro estado.

69. COLLAR

Nivel emocional: Afecto, vínculo emocional, memoria emocional guardada.

Nivel arquetípico: El lazo simbólico entre mundos, objeto de poder.

Nivel espiritual: Puede ser un talismán onírico. Indica conexión espiritual con un propósito, una memoria o un guía.

70. CUCHILLO

Nivel emocional: Conflicto, agresión, necesidad de cortar algo tóxico.

Nivel arquetípico: Herramienta del cirujano o del asesino. Instrumento de separación y verdad.

Nivel espiritual: Simboliza discernimiento. El alma quiere cortar lo ilusorio, lo que ya no sirve.

71. INUNDACIÓN

Nivel emocional: Emociones desbordadas, ansiedad incontrolada.

Nivel arquetípico: El diluvio, el caos primordial, el reinicio total.

Nivel espiritual: Crisis espiritual que limpia todo lo anterior. El alma se ve forzada a renacer en otra tierra interior.

72. PUERTA QUE NO ABRE

Nivel emocional: Bloqueo, frustración, miedo a lo desconocido.

Nivel arquetípico: Prueba iniciática, umbral negado.

Nivel espiritual: Señal de que aún no estás listo para el siguiente nivel. El alma protege su santuario hasta que se activen las llaves internas.

73. CUERPO DE OTRO SEXO

Nivel emocional: Búsqueda de equilibrio interior, cuestionamiento de identidad.

Nivel arquetípico: Androginia sagrada, integración del ánima y el *animus*.

Nivel espiritual: Indica un proceso de integración interior profunda. El alma se unifica al reconocerse como totalidad.

74. RELOJ ACELERADO

Nivel emocional: Estrés, presión, miedo a perder el tiempo.

Nivel arquetípico: Cronos devorador, el tiempo lineal que consume.

Nivel espiritual: Advertencia de la conciencia: estás viviendo fuera de tu ritmo interior. El alma necesita tiempo Kairós, no solo Cronos.

75. VIENTO FUERTE

Nivel emocional: Cambio emocional brusco, agitación interior.

Nivel arquetípico: Soplo del espíritu, mensaje de los dioses.

Nivel espiritual: Indica que algo invisible está moviéndote hacia otra dirección. No se lucha contra el viento: se navega con él.

76. DOBLE (VER A UNO MISMO)

Nivel emocional: Autoobservación, escisión psíquica, búsqueda de identidad.

Nivel arquetípico: El "Doppelgänger", el otro yo, el reflejo oculto.

Nivel espiritual: Encuentro con el "yo superior" o el guardián interior. Puede ser un guía o una advertencia.

77. FETO O EMBRIÓN

Nivel emocional: Comienzo de algo nuevo, fragilidad, potencial no desarrollado.

Nivel arquetípico: El alma en su forma más pura, el retorno al origen.

Nivel espiritual: El alma está gestando una nueva parte de sí misma. Cuidar este sueño es cuidar una semilla interna muy valiosa.

78. MANOS

Nivel emocional: Capacidad de actuar, dar, recibir, proteger o atacar.

Nivel arquetípico: El poder de crear. Las manos son el alma en acción.

Nivel espiritual: Pueden señalar dones espirituales activos (sanación, escritura, contacto). Si están atadas o sucias, algo bloquea el servicio del alma.

79. LABIOS

Nivel emocional: Comunicación, sensualidad, deseo de expresar o besar.

Nivel arquetípico: La palabra como poder, el verbo creador.

Nivel espiritual: Los labios en sueños pueden hablar de un mensaje pendiente, un canto no pronunciado, o un beso que une almas.

80. LUZ QUE CIEGA

Nivel emocional: Abrumación emocional por una verdad dolorosa o intensa.

Nivel arquetípico: Epifanía divina, encuentro con lo numinoso.

Nivel espiritual: El alma no está lista para ver todo. A veces la luz excesiva es tan reveladora como la oscuridad. El trabajo será aprender a ver sin quemarse.

81. LIBRO

Nivel emocional: Búsqueda de conocimiento, deseo de comprender lo vivido.

Nivel arquetípico: El libro del destino, los registros akáshicos, el saber prohibido.

Nivel espiritual: Indica una revelación próxima. El libro en sueños puede ser el alma hablándose a sí misma desde una sabiduría mayor.

82. CUEVA

Nivel emocional: Aislamiento interior, refugio o reclusión emocional.

Nivel arquetípico: El útero de la tierra, espacio de iniciación y transformación.

Nivel espiritual: Lugar sagrado de retiro interior. Allí el alma entra para morir y renacer. Soñar con cuevas es escuchar el llamado a profundizar.

83. BARCO

Nivel emocional: Travesía emocional, cambio vital, búsqueda de dirección.

Nivel arquetípico: El viaje del alma sobre las aguas, el arca de salvación.

Nivel espiritual: El soñador navega su propio inconsciente. El mar es el alma; el barco, la conciencia que se atreve a cruzarla.

84. CARACOL

Nivel emocional: Retiro, sensibilidad, necesidad de protección.

Nivel arquetípico: Espiral del alma, tiempo lento, estructura interior.

Nivel espiritual: Representa el ritmo natural del alma. Puede advertir que es momento de volver al centro, al refugio del ser esencial.

85. ESTATUA

Nivel emocional: Rigidez emocional, inmovilidad interior, imagen de perfección.

Nivel arquetípico: Lo inmutable, la memoria congelada, la máscara eternizada.

Nivel espiritual: La estatua es símbolo de lo que ya no vive. Puede representar una parte del alma que pide ser liberada del ideal o la forma.

86. LADRILLO

Nivel emocional: Trabajo interior, construcción emocional.

Nivel arquetípico: Fundación, cimiento, estructura.

Nivel espiritual: El alma está edificando algo sólido. Si el ladrillo es pesado o cae, hay un peso excesivo del deber o la forma sin espíritu.

87. TORMENTA ELÉCTRICA

Nivel emocional: Tensión acumulada, explosión emocional, liberación catártica.

Nivel arquetípico: Batalla de dioses, energía cósmica en movimiento.

Nivel espiritual: Tiempo de despertar. El alma se electrifica para atravesar una transformación. La tormenta es anuncio de limpieza energética.

88. FRUTA

Nivel emocional: Deseo, sensualidad, nutrición afectiva.

Nivel arquetípico: El fruto del Edén, símbolo de lo prohibido o lo alcanzado.

Nivel espiritual: Comer fruta en sueños indica integración de un conocimiento interior, regalo del alma para el alma.

89. ESPADA

Nivel emocional: Conflicto, necesidad de defensa, afirmación del yo.

Nivel arquetípico: Justicia divina, Excalibur, la palabra afilada.

Nivel espiritual: La espada es el discernimiento espiritual. Indica que es momento de cortar lo ilusorio con claridad y valor.

90. ARENA MOVEDIZA

Nivel emocional: Sensación de hundimiento, ansiedad atrapante, falta de apoyo.

Nivel arquetípico: El peligro oculto en lo que parecía firme. Prueba del alma.

Nivel espiritual: El alma está aprendiendo a soltar el control. Solo dejando de resistir se deja de hundir.

91. CORAZÓN EXPUESTO

Nivel emocional: Vulnerabilidad, amor puro o herida abierta.

Nivel arquetípico: El corazón sagrado, el fuego de la compasión.

Nivel espiritual: Soñar un corazón abierto es señal de despertar espiritual profundo. El alma se ha quitado las armaduras.

92. ESFERA

Nivel emocional: Búsqueda de armonía, protección emocional.

Nivel arquetípico: El todo, el huevo cósmico, el universo cerrado.

Nivel espiritual: La esfera representa la totalidad del ser, la perfección sin aristas. Puede señalar un momento de integración interna.

93. LLAMA QUE DANZA

Nivel emocional: Pasión creativa, deseo que se mueve.

Nivel arquetípico: El fuego sagrado en movimiento.

Nivel espiritual: Presencia viva del espíritu. El alma se expresa en movimiento, en arte, en creación consciente.

94. PÉNDULO

Nivel emocional: Oscilación emocional, duda, ambivalencia.

Nivel arquetípico: Reloj del alma, ritmo entre opuestos.

Nivel espiritual: Indica un ciclo kármico en balanceo. El alma está aprendiendo a encontrar el centro entre extremos.

95. FUENTE

Nivel emocional: Renovación emocional, alegría, plenitud interior.

Nivel arquetípico: Fuente de vida, manantial del alma.

Nivel espiritual: Soñar una fuente es conectar con el flujo original. El alma ha encontrado su centro nutritivo y puede volver a beber de sí misma.

96. LENGUA

Nivel emocional: Comunicación sincera o dificultad para hablar.

Nivel arquetípico: El verbo creador, la palabra con poder.

Nivel espiritual: La lengua en sueños representa el uso espiritual de la palabra. Puede advertir sobre su uso destructivo o confirmar su poder curativo.

97. NOCHE ESTRELLADA

Nivel emocional: Silencio interior, asombro, contemplación.

Nivel arquetípico: El manto cósmico, la red de los destinos.

Nivel espiritual: Indica una noche del alma luminosa. El alma contempla su lugar en el orden cósmico. Soñar estrellas es recordar el origen celeste.

98. JAULA

Nivel emocional: Opresión, limitación autoimpuesta, miedo al cambio.

Nivel arquetípico: El encierro del alma, el ave que canta en cautiverio.

Nivel espiritual: La jaula muestra los límites internos que aún no han sido liberados. El alma quiere volar, pero necesita permiso.

99. MANOS UNIDAS

Nivel emocional: Unión emocional, reconciliación, compromiso.

Nivel arquetípico: Alianza sagrada, voto del alma.

Nivel espiritual: Las manos juntas representan el pacto entre almas, el reencuentro de partes separadas, la unión sagrada con uno mismo o con otro.

100. ROSTRO SIN FACCIONES

Nivel emocional: Confusión de identidad, pérdida del yo.

Nivel arquetípico: El arquetipo sin forma, lo impersonal, lo divino.

Nivel espiritual: El alma contempla lo que aún no ha encarnado. El rostro vacío puede ser el vacío fértil desde el cual todo comienza.

Este glosario no es una guía para descifrar sueños como enigmas cerrados, sino una llave para entrar en diálogo profundo con la psique. Cada símbolo es múltiple, dinámico, vivo. Cambia con el soñador, con el momento, con la intención.

Interpretar un símbolo es como escuchar al alma hablar su propio idioma. Y en ese lenguaje secreto, cada noche nos revela lo que aún no sabemos que ya sabemos.

Colección *Telegalenos a gabacha quitá*

Una guía compasiva, científica y práctica para enfrentar los desafíos de la mente y el alma

La colección ***Telegalenos a gabacha quitá*** nació con una misión clara: **acompañar, informar y aliviar.** Cada volumen está dedicado a una condición específica de salud mental, y se convierte en una conversación íntima entre el lector y el psiquiatra. Con un lenguaje accesible pero rigurosamente científico, los libros abordan los síntomas, causas, tratamientos, mitos y posibilidades de recuperación.

Más que simples manuales, estos textos integran la perspectiva del aikido médico, un enfoque humanista y dinámico para transformar el sufrimiento emocional en fuerza interior. Además, cada libro incluye directorios actualizados de **fuentes de ayuda en México, España y Estados Unidos**, y ofrece puentes reales hacia el tratamiento y el acompañamiento comunitario.

Si este libro sobre **insomnio** te resultó útil o revelador, te invitamos a descubrir los demás títulos de la colección:

Depresión

"El cuerpo calla lo que el alma no puede expresar". Explora los mecanismos neuroquímicos, las heridas emocionales y las circunstancias sociales que pueden llevar a un estado depresivo. Este libro ofrece desde los criterios diagnósticos hasta intervenciones integradoras: farmacológicas, psicoterapéuticas, somáticas y espirituales. Incluye técnicas de regulación emocional, recursos de ayuda en tres países y un capítulo especial sobre cómo acompañar a quien sufre sin caer en el juicio ni en la desesperanza.

Ansiedad

"Cuando el sistema de alarma nunca se apaga". Este libro te guía por las diferentes formas de ansiedad –generalizada, de pánico, fóbica, social– y sus efectos en cuerpo y mente. Ofrece herramientas prácticas como la respiración somática, exposiciones graduadas, *mindfulness* y farmacoterapia. Con un enfoque de aikido médico aprenderás a transformar la ansiedad en energía vital canalizada y a buscar ayuda oportuna cuando el miedo se vuelve crónico.

TDAH

"No es falta de voluntad, es un cerebro que funciona distinto". Un libro esencial para padres, adultos diagnosticados y profesionales. Presenta estudios científicos actuales, opciones farmacológicas (como metilfenidato y atomoxetina), adaptaciones escolares y terapias conductuales. Además, explora cómo canalizar la energía del Trastorno por Déficit de Atención e Hiperactividad (TDAH) hacia la creatividad, la organización compasiva y la autocomprensión a través de técnicas de aikido mental.

Demencia

"La memoria se desvanece, pero el amor permanece". Una guía cálida y científica para quienes viven con demencia y sus cuidadores. El libro aborda el alzhéimer, la demencia frontotemporal, la vascular y los cuerpos de Lewy con criterios diagnósticos, estrategias no farmacológicas, orientación legal, manejo de la conducta y contención emocional del cuidador. Desde el aikido médico se propone una forma de acompañar con respeto, dignidad y conexión profunda.

Adicción

"El vacío no se llena con sustancias, sino con sentido". Explora las bases neurobiológicas de la adicción, el ciclo de la compulsión, los factores sociales y psicológicos implicados, así como los modelos de recuperación: desde el tratamiento médico hasta enfoques de reducción de daño, grupos de 12 pasos, terapia motivacional y espiritualidad laica. El libro ofrece claves para salir del estigma y del castigo, abrazando la autocompasión y la agencia personal.

Esquizofrenia

"Ver otra realidad no es locura, es sufrimiento en otra frecuencia". Con sensibilidad clínica y sin sensacionalismo, este libro explica los síntomas positivos y negativos, la evolución del trastorno, los tratamientos farmacológicos actuales, los enfoques psicosociales y cómo las redes de apoyo pueden marcar la diferencia. A través del aikido médico, se aborda la esquizofrenia como una lucha por la coherencia interna, donde es posible acompañar sin miedo y con sentido.

Bipolaridad

"Entre la euforia y la desesperanza, también hay equilibrio". Este libro describe con claridad los episodios maníacos, depresivos y mixtos, los tratamientos con estabilizadores del ánimo (como litio, valproato y lamotrigina), los detonantes más frecuentes y los cambios necesarios para sostener una vida funcional. Incluye pautas para familiares, prevención de recaídas y estrategias integradoras cuerpo-mente para recuperar el centro en medio del caos emocional.

¿Por qué elegir esta colección?

- Porque está escrita por un psiquiatra clínico con experiencia en consulta, urgencias y terapia.
- Porque se basa en estudios científicos actualizados y directrices internacionales.
- Porque posee un lenguaje comprensible, sin perder precisión científica.

- Porque incluye enfoques no farmacológicos, medicina integrativa y espiritualidad.
- Porque integra el modelo del aikido médico: anticipar, contener, transformar.
- Porque proporciona recursos de ayuda reales en tres países: México, España y Estados Unidos.
- Porque fue diseñada para pacientes, familiares y profesionales.

Explora, comprende y acompaña. Más que una colección de libros, *Telegalenos a gabacha quitá* es una comunidad de conocimiento, compasión y posibilidad.